神経心理学コレクション

シリーズ編集
山鳥 重
彦坂 興秀
河村 満
田邉 敬貴

視覚性認知の神経心理学

鈴木 匡子
山形大学医学部教授

医学書院

視覚性認知の神経心理学〈神経心理学コレクション〉
発　　行　2010年 5 月15日　第 1 版第 1 刷Ⓒ
　　　　　2021年 7 月 1 日　第 1 版第 3 刷

著　　者　鈴木匡子
　　　　　　すず　き　きょうこ
発行者　株式会社　医学書院
　　　　　代表取締役　金原　俊
　　　　　〒113-8719　東京都文京区本郷 1-28-23
　　　　　電話　03-3817-5600（社内案内）
印刷・製本　永和印刷

本書の複製権・翻訳権・上映権・譲渡権・貸与権・公衆送信権（送信可能化権
を含む）は株式会社医学書院が保有します．

ISBN978-4-260-00829-7

本書を無断で複製する行為（複写，スキャン，デジタルデータ化など）は，「私
的使用のための複製」など著作権法上の限られた例外を除き禁じられています．
大学，病院，診療所，企業などにおいて，業務上使用する目的（診療，研究活
動を含む）で上記の行為を行うことは，その使用範囲が内部的であっても，私的
使用には該当せず，違法です．また私的使用に該当する場合であっても，代行
業者等の第三者に依頼して上記の行為を行うことは違法となります．

|JCOPY|〈出版者著作権管理機構　委託出版物〉
本書の無断複製は著作権法上での例外を除き禁じられています．
複製される場合は，そのつど事前に，出版者著作権管理機構
（電話 03-5244-5088，FAX 03-5244-5089，info@jcopy.or.jp）の
許諾を得てください．

序

　臨床神経心理学を学び始めてから20年以上が経ちましたが，1人ひとりの患者さんとの出会いは今でも非常に新鮮です．私の常識を覆すような症状がみられることもしばしばあります．その度に，自分の頭を整理し直す作業を繰り返してきたような気がします．中でも，種々の視空間認知に障害を抱える患者さんの症状は，私たちが世界をどう見ているのかを考えるまたとない機会を与えてくれます．患者さんご自身がうまく捉えられない症状を観察し，一緒に試行錯誤することによって，症状を解きほぐし，もととなる機能障害，その背後にある神経基盤を探っていきます．そのような作業はとても根気のいることですが，徐々に糸がほぐれて，患者さんも敵の正体がわかってくると，自らいろいろな工夫をしてその結果を報告してくれます．このような内観を聞かせてもらえることが，動物実験では得られない臨床神経心理学の醍醐味の1つだと思います．

　近年，神経科学は飛躍的な発展を遂げ，視空間認知に関しても動物実験や神経機能画像法などを用いて多くの知見が得られています．形態，奥行き，動きなど個々の視覚情報処理の神経基盤はかなりはっきりしてきました．しかし，私たちが日常生活で時々刻々変化する環境からどのような視空間的情報を抽出し，処理して，行動に結びつけているかの全体像は，まだまだ見えてきません．神経科学で次々に明らかになってくる知見と，ヒトの認知機能の理解にはまだ大きなギャップがあります．そのギャップをつなぐ架け橋になるのが臨床神経心理学の目標の1つです．そのために，神経生理学的手法を参考にして，神経科学で得られた知見を個々の症例において検証していくことが必要です．一方で，臨床症状から，神経機能のモジュール性などヒトの神経ネットワークについて多くの示唆を得ることができます．したがって，各症例の詳細な検討は，多数例によるevidence-based medicineが優勢となっている現代においてもなお重要性を減ずるものではありません．そこで，本書は視空間認知にさまざまな機

能障害をもつ症例をなるべく多く呈示し，それを軸に書き進めることにしました．まず，おもしろそうな症例を読んでみて，そこからその症候やその基盤となる機能について理解を深めていくという使い方もできるようにしてあります．

　本書は，神経内科，脳外科，リハビリテーションなどに携わる臨床家が症状を理解する際の助けになることに加え，視空間認知について基礎的な研究をしている神経科学者の研究のヒントになることを期待して書きました．細かい検討をしていない症例も多く，検証すべき明確な問題点を呈示することはできませんが，患者さんの症状が新たな研究の視点を得るきっかけになれば幸いです．内容に関してはかなり前に記載した部分もあり，最新の知見とは異なる点があるかと思いますので，忌憚のないご教示やご批判をお願いいたします．

　シリーズ編集者のお１人である山鳥重先生から本書のお話をいただいてから数年余が経過してしまいました．その間，新任地への赴任などもあり執筆が延び延びになってしまいましたが，やっと完成することができました．山鳥先生には症例についてご指導いただくとともに，拙い草稿を読んで感想をいただき，心から感謝いたします．東北大学高次機能障害学，同リハビリテーション部，山形大学高次脳機能障害学のスタッフや大学院生には患者さんをみるうえで大変お世話になりました．医学書院の樋口覚さんは当初より辛抱強く励ましてくださり，不慣れな私に折にふれ具体的なアドバイスをくださいました．本書の巻末には，附録として日本や世界の文豪が記載した視覚対象についてのコラムをつけていただきました．また，木村政司さんは本書の表紙と各章の扉に，文字を連想させるすばらしいイラストを添えてくださいました．以上のような多くの方々に対し，この機会に改めて御礼申し上げたいと思います．最後に，私の長い診察に辛抱強くつきあい，症状について一所懸命教えてくれた多くの患者さんとそのご家族に深く感謝します．

　2010年　4月

　　　　　　　　　　　　　　　　　　　　　　　　　　　　鈴木匡子

目次

第1章 対象の視覚認知 —————————————————— 1

A．対象認知の基本的な性質 ······················· 2
  1）かたち，色の恒常性 ······················· 2
  2）トップダウン(top-down)とボトムアップ(bottom-up) ······ 2
  3）全体から細部へ ······················· 3
  4）選択性 ······················· 3
  5）カテゴリー化 ······················· 3
B．形態認知の障害 ······················· 4
  1）2次元対象の認知障害(画像失認) ······················· 6
  2）3次元対象の認知障害(物体失認) ······················· 13
  3）相貌の認知障害(相貌失認) ······················· 16
  4）街並(建物や風景)の認知障害 ······················· 20
  5）文字の認知障害(失認性失読) ······················· 21
C．色認知の障害 ······················· 26

第2章 視空間認知と行為 —————————————————— 29

A．要素的空間認知の障害 ······················· 30
B．構成障害 ······················· 32
C．空間性失書 ······················· 40
D．時計の読み，時計の描画の障害(アナログ時計とデジタル時計) ······ 42
E．視覚運動性失調(Visuomotor Ataxia) ······················· 46

 F．着衣失行 …………………………………………………… 47
 G．自己身体定位障害 …………………………………………… 49
 H．地誌的失見当 ………………………………………………… 52
 I．道具使用の障害 ……………………………………………… 58
 J．計算の障害 …………………………………………………… 61
 K．空間関係の言語的理解 ……………………………………… 63

第3章　視覚性注意とその障害 ── 65

 A．視覚性注意 …………………………………………………… 66
  1）受動的注意と能動的注意 ………………………………… 66
  2）空間的注意と非空間的注意 ……………………………… 67
  3）時間的問題―パラパラ漫画 ……………………………… 69
  4）同時失認（simultanagnosia） …………………………… 69
  5）半側空間無視 ……………………………………………… 77
 B．視覚性注意の神経基盤 ……………………………………… 82
  1）視覚性注意が作用する部位 ……………………………… 82
  2）視覚性注意を司る部位 …………………………………… 82

第4章　視覚認知と意識 ── 87

 A．欠損の無認知 ………………………………………………… 88
  1）盲の無認知（Anton症候群） …………………………… 88
  2）視野欠損の無認知 ………………………………………… 91
  3）半球離断症状 ……………………………………………… 93
  4）視覚性失認 ………………………………………………… 94
 B．視覚処理と意識の解離 ……………………………………… 95
  1）盲視（blindsight） ………………………………………… 95
  2）形態視 ……………………………………………………… 96

3）相貌認知 ……………………………………………… 98
　　　4）運動視 ………………………………………………… 98
　　　5）半側空間無視における無視側の認知と意識 ………… 99
　　　6）スリットの傾きと手の傾き ………………………… 100
　　　7）視覚処理レベルと意識 ……………………………… 100

第5章　視覚認知の陽性症状 ─────────────── 103
　A．変形視（metamorphopsia） ……………………………… 104
　B．視覚性保続 ………………………………………………… 110
　C．幻視 ………………………………………………………… 111
　　　1）半盲視野内の幻視 …………………………………… 111
　　　2）Charles Bonnet 症候群 ……………………………… 113
　　　3）脳脚性幻覚症 ………………………………………… 114
　　　4）レヴィ小体型認知症における幻視 ………………… 114
　　　5）幻視の発症機序 ……………………………………… 116
　D．皮質電気刺激による視覚性体験 ………………………… 117

第6章　高次視覚機能に関わる神経基盤 ──────── 121
　A．視覚路のしくみ …………………………………………… 122
　　　1）膝状体視覚経路 ……………………………………… 122
　　　2）膝状体外視覚経路 …………………………………… 125
　B．一次視覚野と高次視覚野 ………………………………… 125
　C．形態認知に関わる神経システム ………………………… 126
　D．色認知に関わる神経システム …………………………… 128
　E．視空間認知に関わる神経システム ……………………… 128
　F．視空間認知から行為への神経システム ………………… 129
　G．動きの認知に関わる神経システム ……………………… 130

H．神経基盤を知るための研究方法 ……………………………… 131
　　　1）神経心理学的検討 ………………………………………………… 131
　　　2）神経機能画像法による検討 ……………………………………… 132
　　　3）動物における神経生理学的検討 ………………………………… 134

第7章　高次視覚機能を知るための検査方法 ── 135

　　A．要素的視覚機能 ………………………………………………… 136
　　　1）視力 ………………………………………………………………… 136
　　　2）視野 ………………………………………………………………… 136
　　　3）コントラスト感度 ………………………………………………… 137
　　　4）立体視（両眼視差）………………………………………………… 137
　　B．形態認知 ………………………………………………………… 138
　　C．色覚認知 ………………………………………………………… 139
　　D．視空間認知 ……………………………………………………… 139
　　E．動きの認知（運動視）…………………………………………… 140
　　F．視覚性注意 ……………………………………………………… 141

参考文献 ──────────────────────── 143
索引 ──────────────────────────── 163

【症例一覧】

　症例 1 ●水滴のついたトマトなんて─質的特徴抽出が困難な画像失認 …… 7
　症例 2 ●金槌が醤油さし─連合型画像失認 …………………………… 11
　症例 3 ●丸に棒が刺さっている─統合型視覚性失認 ………………… 13
　症例 4 ●歯ブラシが眼鏡に変身─連合型視覚性・触覚性失認 ……… 15
　症例 5 ●髪型が大切─相貌失認 ………………………………………… 19
　症例 6 ●黄色い洗濯機─街並失認 ……………………………………… 20

症例 7	●自分で書いた字なのに—失認性失読 ……………………………… 22
症例 8	●「河童」は「人生」より読みやすい—熟字訓が読める失認性失読 …… 25
症例 9	●毎日曇り—大脳性色覚障害 ……………………………………… 27
症例 10	●右手で箱が描けない—右手の構成障害 ………………………… 36
症例 11	●消えた輪郭—小児の構成障害 …………………………………… 38
症例 12	●縦横無芯—両側頭頂葉損傷による構成障害，空間性失書 …… 40
症例 13	●3時と9時は同じか—鏡像の弁別障害 ………………………… 43
症例 14	●食事は集中して—視覚運動性失調 ……………………………… 46
症例 15	●やわらかな服—着衣失行 ………………………………………… 48
症例 16	●トイレの座り方—自己身体定位障害① ………………………… 49
症例 17	●まっすぐに寝る方法—自己身体定位障害② …………………… 51
症例 18	●我が家を眺めると—建物の向きの判断障害 …………………… 54
症例 19	●うなぎの寝床—道順障害 ………………………………………… 56
症例 20	●眼鏡は顔に—使用失行または"観念性失行" ………………… 59
症例 21	●23と32の違い …………………………………………………… 62
症例 22	●丸は三角の左 ……………………………………………………… 63
症例 23	●消える線—同時失認 ……………………………………………… 72
症例 24	●スポットライトの広がり—同時失認 …………………………… 74
症例 25	●孫の手紙は読みにくい—同時失認による読みの障害 ………… 76
症例 26	●自分の左か，対象の左か—半側空間無視 ……………………… 79
症例 27	●右手は左側に無関心—脳梁離断における右手での左半側空間無視 … 80
症例 28	●よく見えます—Anton症候群 …………………………………… 89
症例 29	●右眼ではなく右視野が問題—同名性半盲 ……………………… 92
症例 30	●眼鏡のせい—統合型視覚性失認 ………………………………… 95
症例 31	●フラッシュが読める—"盲視" …………………………………… 97
症例 32	●転がりそうなビー玉—傾斜視 …………………………………… 106
症例 33	●雲に手が届く—複雑な変形視 …………………………………… 107
症例 34	●サイケデリックな顔—過性の変形視 …………………………… 109
症例 35	●はがれ落ちる壁—半盲視野の幻視 ……………………………… 111
症例 36	●家族3人で静かに暮らしたい—生き生きとした幻視 ………… 115
症例 37	●きらめく点—皮質電気刺激による視覚性体験① ……………… 118
症例 38	●文字が浮かぶ—皮質電気刺激による視覚性体験② …………… 119

第 1 章
対象の視覚認知
―腹側視覚経路の働きとその障害―

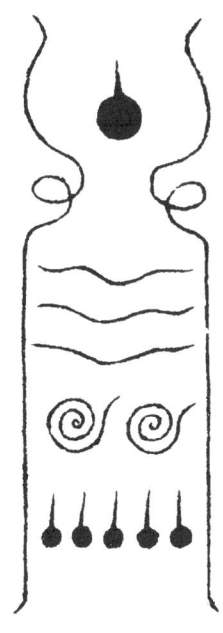

A. 対象認知の基本的な性質

1）かたち，色の恒常性
　1台の赤い車があるとしよう。あなたはこの車を，遠くから見ても，近くで見ても，前から見ても，横から見ても，止まっていても，動いていても，朝に見ても，夕方に見ても，それと認識することができる。実際に網膜に入る光の情報は，対象との距離，見る角度により異なるにもかかわらず，同一の車と認知できる。また，朝日と夕日では車に反射して網膜に入ってくる光のスペクトルは異なるが，どちらも赤く感じられる。このように種々の条件下で物理的には異なっている光情報を同一のものとしてまとめあげる機能が，対象認知には不可欠である。

2）トップダウン（top-down）とボトムアップ（bottom-up）
　怖い話を聞いてびくびくしていると，夜トイレに起きたときに洗濯物がお化けに見えたなどは，よく聞く話である。この場合は，対象がはっきり見えない，お化けなんているはずないけどやっぱり……という不安な気持ちの両者が揃った結果，対象を見誤るわけである。これは詳細な視覚性分析なしに，心的状態を反映して対象を同定するというトップダウンの見方である。脳損傷による音韻性失読の患者で，「さらく」を見せても「らさく」を見せても，「さくら」と読んでしまう人がいる。これも文字列の認知が不十分なまま自分の慣れ親しんだ文字列として読んでしまうトップダウンの見方といえる。一方，線の傾きや交わり方，色などを詳細に分析し，それを組み立ててものの認知に至る方法がある。これはボトムアップの見方である。同時失認の患者は同時にいくつもの要素をとらえることができないので，部分部分を点検していくようなボトムアップの見方になる。しかし，この場合は各部分を全体としてまとめる作業がうまくいかず，対象が何かわからないこともある。通常，われわれが外界の刺激を視覚的にとら

えるときには，トップダウンとボトムアップの均衡がとれていると考えられる。たとえば，エッシャーのだまし絵などは，トップダウンでさっと見るとどこもおかしくないような絵だが，ボトムアップでじっくり見ていくと理屈に合わないことがわかる。

3）全体から細部へ

対象の認知はまず分析ありきなのだろうか。古典的な視覚路のしくみを考えれば，一次視覚野に入ったばらばらの視覚情報が，高次視覚野を経て1つに統合されるという流れが自然である。コンピューターがまず各部分を分析し，それらを統合して全体が何であるか同定するのに似ている。しかし，実際に対象を認知するときのことを考えると，はじめは全体がぼんやりとらえられて，次に必要な部分の詳細な分析が行われるとするのが適当ではないだろうか。これは自己の内部で浮かび上がってきたイメージに視覚情報が枠組みを与えるとする考えにも合致する[1]。たとえば，対象を見た瞬間，何かの動物らしいと感じ，更に細かい点を検証した結果，ネコと判断するといった具合である。もっとも，この過程は自動的で瞬時に進むので，意識的に行われるわけではない。

4）選択性

ヒトは周囲をまんべんなく見ているわけではない。視覚性注意が正常に働いている場合は，能動的または自動的に，正確な視覚性受容をする範囲が選択される。この範囲は必要に応じて経時的に変化する。周囲にあふれている視覚情報の中で標的となる対象を探索・弁別するためには，視覚性注意の範囲を限られた対象に向ける機能が不可欠である。

5）カテゴリー化

次々に入ってくる視覚情報を整理するためには，何らかの原則にしたがって，特定の範疇に分類していく必要がある。カテゴリー化のレベルには漠然とした形や色から，動物のような共通の属性をもつグループ，私の

ペットといった特定の個体まで種々の段階がある。全くカテゴリー化できない視覚対象は，対応する視覚性表象や意味表象がないため，受容した直後であれば再認することができるが，記憶には残らない。

B. 形態認知の障害

対象の"形による認知"が障害されている状態を視覚性失認という。大きさや動きなど形態以外の視覚性情報からの認知は障害されていない。したがって，じっとしているトンボはわからないがそれが飛ぶと何であるかわかったり，座っている人の顔を見ても誰かわからないが歩き出すとその歩容から誰かわかったりする。また，聴覚や触覚など他の感覚様式の情報からは，対象を認知できる。もっともわかりやすいのは実物品の場合である。たとえば，はさみを見ただけでは名前を言ったり，使用法をジェスチャーしたりできないが，触ったり，ハサミで紙を切る音を聞くと，はさみであることがわかる。

視覚性失認は障害される対象により5つに分類される。すなわち(1)2次元対象（線画，写真など），(2)3次元対象（実物），(3)相貌，(4)街並，(5)文字である。このうち，相貌と街並は，顔・建物ということはわかるが誰の顔か，どの建物か，個を特定できない障害で，それ以外の対象の認知とはレベルが違う。また，文字は対象や概念を表すシンボルであるため，他と異なる性格をもつ。

では，形による認知が成立するための過程を考えてみよう。たとえば，1枚の絵画の認知には以下のような種々の段階がある。個々の要素的な視覚情報を受容する段階，それをまとめて基本的な形態をとらえる段階，個々の形態の重なりや奥行きを勘案して各々の形態を抽出してまとめる段階，抽出した形態を意味に結びつけて同定する段階，絵画全体の情景の意味をとらえる段階などである。このうち，要素的な視覚情報の受容が保たれ，それ以降に障害がある場合，視覚性失認になる。

表1 視覚性失認のタイプ

	部分的形態の把握	対象全体の形態の把握	形態と意味の連合
知覚型 apperceptive	×	×	×
統合型 integrative	○	×	×
連合型 associative	○	○	×

　視覚性認知のどの段階で障害されているかを基準にすると，視覚性失認は大きく3つに分けられる（表1）。すなわち，知覚型，統合型，連合型である。古典的には視覚性失認はLissauer（1890）により知覚型（apperceptive）と連合型（associative）に分類された[2]。その後，連合型と考えられていた例の中に，対象全体の把握が不良な症例があることがわかり，統合型（integrative）と呼ばれるようになった[3]。

　知覚型は要素的な視覚情報を部分的形態にまとめる機能の障害とされる。要素的な視機能はほぼ保たれていると推定されるものの，形態を模写できず，同じものを選べない状態である。知覚型の場合，基本的な視覚機能が保たれているかどうか確認するのに工夫を要する。ランドルト環の切れ目の方向の判断は，形態の受容が悪くても可能なことが多い。

　統合型は，対象の模写が可能なことから以前は連合型に分類されていた。形態的に同じものを選択でき，違うものを区別できる。したがって，対象の形態は把握できていると考えられる。しかし，線画を模写させてみると非常に時間がかかり，全体を把握せず部分部分をつなぎ合わせるように断片的に写しているのがわかる。これは，以下に述べる連合型とは区別すべきで，対象の形態全体の把握に障害があると推測される。

　連合型は，対象の形態を十分に把握したうえで，それを意味に結びつけられない状態である。対象の弁別や模写は正常で，滞りがない。自分で素早く正確に模写した後に，それが何であるかわからないと答えるのが典型的である。連合型視覚性失認と区別すべき症候に視覚性失語がある。視覚

的に呈示した物品の認知は可能だが，その名前が言えないという症候である。視覚性失語として報告されている症例の中に，物品の視覚性認知が軽度障害されている例があり，また，連合型視覚性失認とされる症例の中におおまかな認知は成立していると考えられる例があることから，両者には移行型があると思われる[4]。

　物品・画像の視覚性失認の責任病巣は両側または左一側の後頭葉病変である。知覚型視覚性失認は，ほとんどが一酸化炭素中毒による症例である[5,6]。水銀中毒などの例も報告されている[7]。病巣は両側後頭葉を中心とした広汎な領域である。統合型視覚性失認は，両側後頭葉下方の病巣で，水平性上半盲を伴うことが多い[8]。連合型視覚性失認は症例数が少ないが，左一側または両側後頭葉病変と考えられる[9]。しかし，左一側後頭葉病変例では，ある程度の視覚性認知が成立し，視覚性失語に近い症例が多い[4]。

1）2次元対象の認知障害（画像失認）

　2次元対象に特異的な視覚性失認を画像失認と呼ぶ。次項で述べる物体失認において，物体より画像認知の障害の程度が強い場合が多く，画像失認を物体失認の軽症例と見なす報告もある。確かに，実物，写真，線画の順に手がかりの量は少なくなるため，認知が難しくなるかもしれない。画像は実物大でない場合が多いため，大きさによる手がかりが得られない。また，奥行きや質感の手がかりも実物より得にくい。白黒の線画では色の手がかりもない。

　しかし，少数ながらこのような難易度の差だけでは説明できない画像失認が報告されており[10]，発症機序が異なる可能性がある。画像認知が困難になる要因として，同時失認，図地弁別の異常，線認知の異常，個々の線分を1つの形態にまとめる過程の障害，形態の細部を全体として統合する過程の障害，2次元を3次元に変換して認知する機能の障害[11]，形態と意味記憶を連合させる過程の障害，知覚性範疇化の障害が推測されている。われわれは対象の質的特徴抽出の障害が画像の認知に影響している例を経験している。

症例1 水滴のついたトマトなんて
―質的特徴抽出が困難な画像失認[12]

50歳　右利き男性

主訴：料理の写真を見てもすぐにわからない。字が書けない。

既往歴：30歳時に高血圧を指摘されたが、治療していなかった。

現病歴：調理中に"カニ"と言われたが、何を示しているのかよくわからなかった。翌日、自分の名前・住所がうまく書けないのに気づいた。字が書けない状態が続くため、3日目に近医受診し、脳出血の診断で保存的治療を受けた。1か月後、言語療法目的に転院。

神経放射線学的所見：MRIでは左中側頭回後部から、側頭後頭葉接合部、後頭葉外側にかけて陳旧性の出血を認めた(**図1**)。SPECTでは左側頭葉後部から頭頂葉下部・後頭葉前部にかけて灌流低下を認めた。

神経学的所見：意識清明。右下四分盲を認めたが、視力は右1.0、左0.9、近見視力は右20/40、左20/25であった。他の脳神経系、運動、感覚、腱反射に異常はなかった。

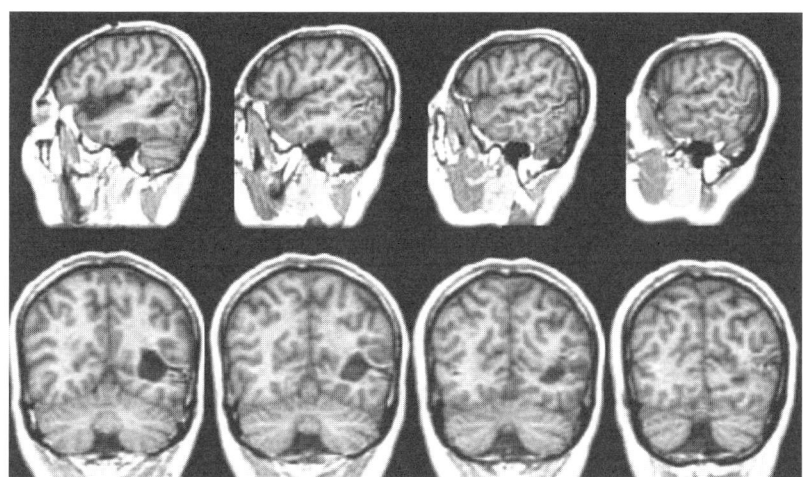

図1　【症例1】MRI所見
左中側頭回後部から側頭後頭葉接合部、後頭葉前部の皮質・皮質下に病巣を認める。

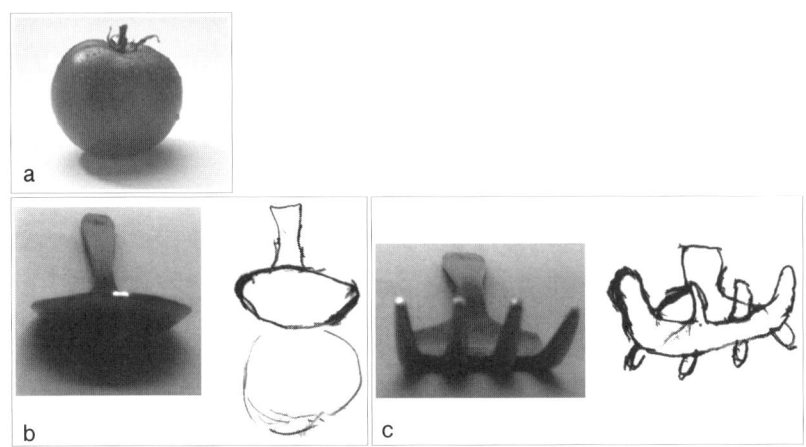

図2 【症例1】写真認知の誤り例
a：トマトとトマトに付着した水滴を分離できない。b, c：見慣れない方向から見た物とその影を分離できず，何であるかわからない。右側が写真の模写。

神経心理学的所見：発症後1か月半から3か月半にかけて詳細な検討を行った。後述する高次視覚機能障害に加え，いずれも軽度の，右残存視野における視覚運動失調，失名辞，失書，構成障害，皮膚書字覚障害を認めた。ウェクスラー成人知能検査改訂版（WAIS-R）では言語性IQ 80, 動作性IQ 56と視覚・構成要素の多い動作性課題での低下がみられた。

高次視覚機能として，高次視知覚検査ではいずれの項目でも正常範囲。実物品・色・相貌認知は良好。線分，文字，図形の模写も良好で，自発画に問題はなかった。難易度の高い項目を含むBirmingham Object Recognition Batteryでは，線分の傾きのマッチングとgapの位置のマッチングで障害がみられた。また，立体視や線の境界による主観的輪郭の成立に遅延がみられた。

視覚性認知機能として，実物，写真，線画の認知を検討した。その結果，実物の認知は10/10と良好。写真認知では，果物と野菜の写真を用いた検査で12/16正答したが，特徴的な誤りを示した。水滴のついたトマトを見て，"何の実かな。何でこんなにぶつぶつ。トマトかな。トマトよりなんかぶつぶつでおかしい。"とトマトに付着した水滴を本体と

分離できず，正しい認知に至らなかった（図2-a）。

　また，風景写真の認知では写真全体の状況はよく把握できたが，細部の質感をとらえられない誤りが20枚中5枚にみられた。たとえば雪が積もっている針葉樹林を見て雪を指しながら，"白いのは何だ。これはあれか。砂浜って言うか，そんな感じ"と答えた。

　物品を一般的な方向から写した写真と見慣れない方向から写した写真の呼称をさせると，一般的な方向から写した写真は9/10正答したが，見慣れない方向から見た場合は3/10しか当たらなかった。特徴的な所見として，見慣れない方向からみたスプーンを見て，"キノコみたいな感じ"と言い，輪郭をなぞらせると陰の部分を含めてなぞっていた（図2-b）。他の見慣れない方向からの写真でも物品そのものと陰をうまく見分けられずに誤る傾向がみられた。

　線画呼称では100枚中13枚が喚語困難による誤りで，2枚が視覚性認知障害による誤りと考えられた。しかし，線画が重なった錯綜図や，線画に干渉となる斜線を重ね合わせた課題では喚語困難以外の誤りはみられなかった。また線画の線分を不完全なものから完全なものに徐々に増やしていくGollin figure testでは，正常範囲で正答することができた。

　この例では，画像においてのみ，対象の質的特徴を抽出しなければならない場合に認知が難しかった。そこで，texture（肌理）の違いによる形の抽出能力を調べた。textureは画像の質的特徴を抽出するための視覚的手がかりの一種である。Julesz（1981）は，textureを構成する部分的な要素（texton）として，blobs（線の色，太さ，方向など），terminator（端点の数），crossings of line segments（線の交差）を提唱している[13]。これらtextonが異なる部位は，意識的に注意を向けなくても目に飛び込んでくる（pop out）。

　textonを用いた検査として2種類の弁別課題を施行した。1つは単一のtextonを見つける課題，もう1つは複数のtextonからなる領域の大きさを弁別する課題である（図3）。コントロール課題として2つの四角

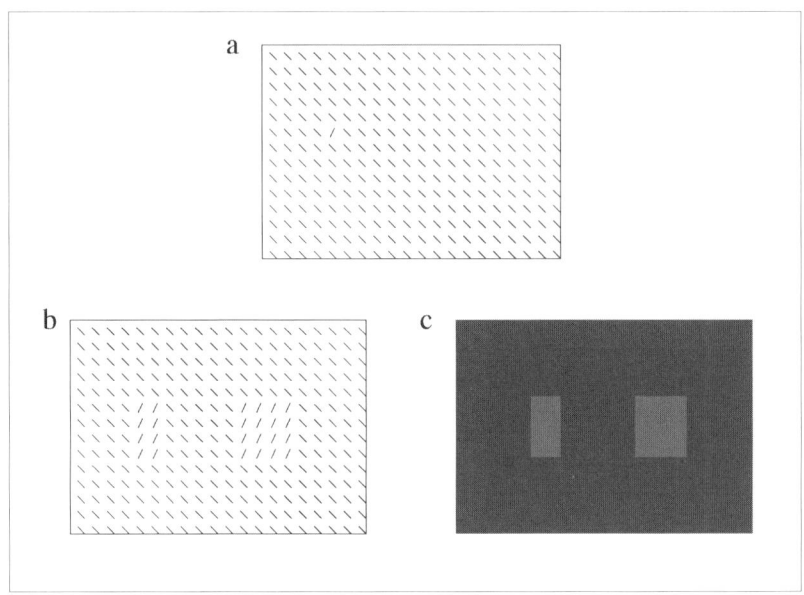

図3 【症例1】texton による形態の抽出
a：単一 texton の検出。b：複数の texton からなる領域の大きさの比較。c：コントロール課題として，色の違いで表された2つの領域の大きさの比較。b の課題で反応時間が延長。

　形の大小の弁別課題も行った。その結果，単一 texton を指さす反応時間は健常対照者と変わらなかった。一方，異なる texton からなる領域の弁別課題では反応時間が有意に延長していた。
　したがって，本例の特徴的な画像認知障害には，texture の違いによって輪郭をとらえる機能の低下が関与していると考えられた。本例では線の境界による主観的輪郭の認知にも遅延がみられ，共通する神経基盤が推定された。このように，画像認知の障害の原因を特定の高次視知覚障害に帰することができるとすれば，厳密には画像失認とは言わないのであろう。これまで視覚性失認として報告されてきた症例の中には高次視知覚に関する詳細な検討はなされていない例も多く，今後検討が必要な点である。
　fMRI による健常者での研究では，texture によって生じる輪郭の認

知により紡錘状回（V4, TEO）および外側後頭葉（V3A）が賦活された[14]。本例の病巣は外側後頭葉を含み，機能画像の結果と矛盾しない。

症例2 ● 金槌が醤油さし ―連合型画像失認[15]

74歳，右利き女性

主訴：道に迷う

現病歴：2週間前，バス停から自宅への道がわからず，自宅マンションに入ってもエレベーターの場所がわからないなどの症状が出現。脳梗塞の診断にて他院に入院し，当院転院。

神経放射線学的所見：MRIでは右舌状回・紡錘状回皮質下，右側脳梁膨大部，右視床枕にFLAIR（画像）にて高信号域がみられた（**図4**）。SPECTでは右側頭葉底面，右後頭葉に集積低下を認めた。

神経学的所見：両側水平性上半盲，輝度コントラスト感度の軽度低下を認めた。

神経心理学的所見：連合型画像失認，街並失認，道順障害，色覚障害，健忘を認めた。WAIS-RはVIQ 96，PIQ 70。ウェクスラー記憶検査改訂版（WMS-R）は言語性記憶75，視覚性記憶66，遅延再生60であった。

物の視覚性呼称では，正答が実物品20/20，カラー写真12/12，白黒写真11/12，シルエット図41/50，線画81/100で，線画・シルエット図

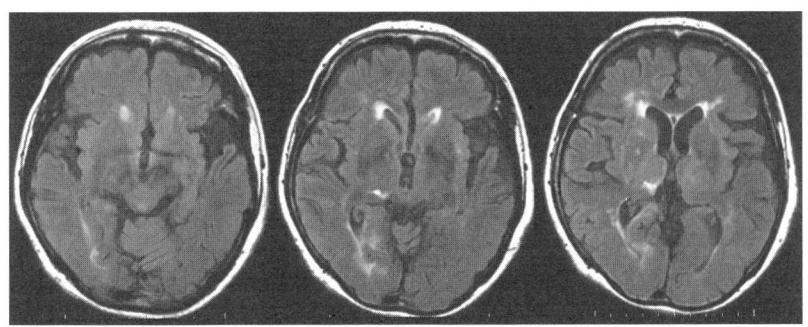

図4　【症例2】MRI所見
右舌状回／紡錘状回皮質下，右側脳梁膨大部，右視床枕に梗塞巣を認める。

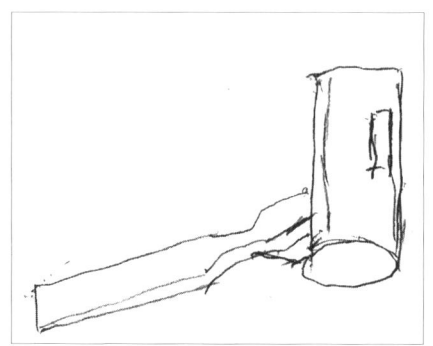

図5　【症例2】金槌の模写
模写終了後も何かわからず,「醤油さしみたいな物かなあ」と述べる。

で低下していた。線画の模写は素早く正確だったが,模写後も何であるかわからないことがあった。たとえば,金槌を上手に模写しながら,"何かよくわからない。醤油さしみたいなものかなあ"と述べた(図5)。呼称できなかった線画について言語的説明から呼称させるとすべて正答した。実物の触覚性認知,乗り物の音や動物の鳴き声からの聴覚性認知は保たれていた。

　相貌認知は良好だった。写真を用いて誰か当てさせると,親族14/14,有名人7/8,病棟スタッフ7/8正答した。一方,街並・風景の認知は,カラー写真で調べたところ,自宅周囲の風景11/20,名所2/8,病棟内の風景1/13と低下していた。

　本例の画像失認はシルエット図と線画に限局しており,写真の認知は保たれていることから,視覚対象の形態的複雑性に影響されないことがわかった。対象と影の区別も可能であり,図と地の弁別の問題はなかった。したがって,本例の画像失認は高次視覚障害に帰することができない障害と考えられた。本例は,画像上の病巣は右後頭葉一側に限局しているが,両側水平性上半盲,コントラスト感度の低下,色覚障害から両側後頭葉下部の機能低下が示唆された。

2) 3次元対象の認知障害（物体失認）

　視覚性失認は多くの場合，3次元の実物品の認知にも障害がある。実物品で障害がある場合は，同一物品で触覚性認知についても検討することができる。典型的には，検者が物品を手に持ってさまざまな角度から患者に見せてもそれが何であるかわからない。その直後に，その物品を患者の手に持たせて触らせると，たちどころに何であるかがわかる。この入力様式による差が視覚性失認の診断の要である。

症例3 ● 丸に棒が刺さっている ―統合型視覚性失認[8]

63歳　右利き男性
主訴：物忘れ（家人より）
　物忘れ，失見当識に家族が気づき，近医受診。脳梗塞の診断で保存的に治療された。
神経放射線学的所見：MRIでは両側舌状回・紡錘状回と右海馬傍回・後頭側頭葉白質に梗塞巣を認めた（図6）。SPECTでは右優位の両側後頭葉で灌流低下がみられた。
神経学的所見：水平性上半盲を認めた。
神経心理学的所見：統合型視覚性失認，色名呼称障害，相貌失認，失読失書，地誌的失見当，健忘を呈した。初診時，日用物品の視覚性呼称は

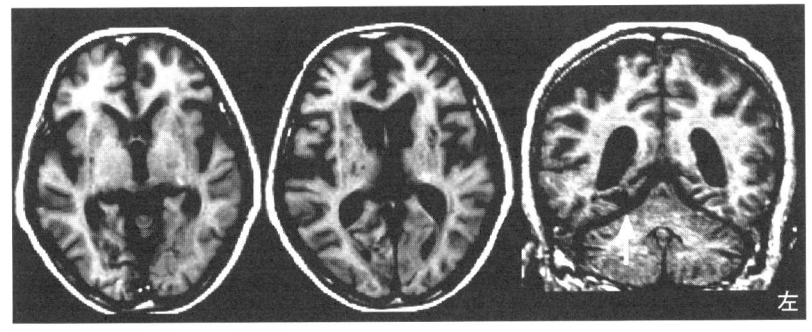

図6　【症例3】MRI所見
両側舌状回・紡錘状回・右海馬傍回，後頭側頭葉白質に梗塞巣を認める。

14　第1章　対象の視覚認知

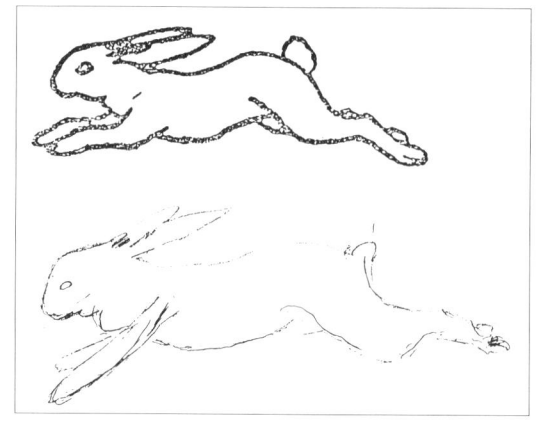

図7　【症例3】ウサギの絵の模写
模写終了後も何かわからなかった（文献8より改変）。

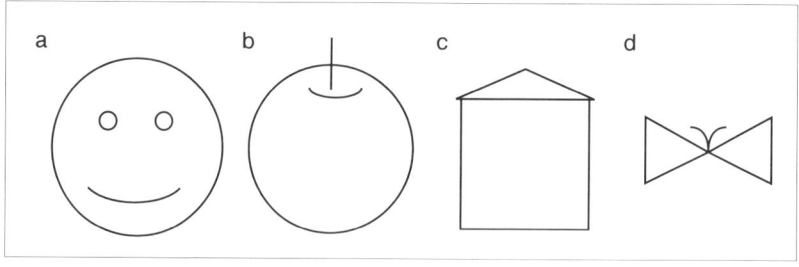

図8　【症例3】図の認知
丸や線などは正しく認識できるが，どんな意味を表すかわからない（本文参照。文献8より改変）。

0/5，触覚性呼称は7/10であった。視覚性呼称では，呼称ができないだけでなく，使用法をジェスチャーで示したり，言葉で説明したりすることもできなかった。一方，線画のマッチングは100％正答。線画の模写は，部分をつなぎ合わせていくような描き方で非常に時間はかかったが，正確だった（**図7**）。しかし，模写後も何であるかはわからなかった。

　また，丸や三角など単純な図形は答えられるのに対して，それらを組み合わせた意味のある絵はわからなかった。たとえば，**図8-a**は"丸に

何か描いてある。ボールか？", 図8-b は "丸に棒が刺さっている", 図8-c は, "四角に何かついている", 図8-d は "エックスのような" という反応だった。このような簡単な図形の場合, 全体を統合して形を把握する, "意味のあるもの" に類型化する, またはその意味に連合するなどの点が障害されている可能性がある。

症例4 ● 歯ブラシが眼鏡に変身
―連合型視覚性・触覚性失認[16]

71歳　右利き男性
主訴：目がかすむ
既往歴：6年前に自動ドアで頭部外傷を受け, 両側側頭葉前部に脳挫傷が生じた。退院後, 日常生活で明らかな後遺症はなかった。
現病歴：目のかすみを訴え, 3日後に軽度右片麻痺が出現した。近医を受診し, 脳梗塞の診断で保存的に治療された。右片麻痺は改善したが, 高次機能障害の精査, リハビリテーションのため3週間後に当院に転院した。
神経放射線学的所見：MRIでは左側の舌状回・紡錘状回・海馬傍回・視床, 脳梁に梗塞巣を認めた。また両側側頭葉前部白質中心に陳旧性脳挫傷と考えられる病巣を認めた。SPECTでは左大脳半球全体と右前頭側頭葉で灌流低下がみられた。
神経学的所見：右同名性半盲とごく軽度の右片麻痺を認めた。
神経心理学的所見：意識清明。順唱は5桁。WAIS-Rで言語性IQ 72, 動作性IQ 59であった。連合型多様式失認, 健忘, 流暢性失語を呈した。患者は物品を見て, 名前を言ったり, 実際に使ったりすることが難しかった。しかし物品や線画のマッチングは誤りなくできた。また, 言語的な定義から呼称することや, 道具の名前を聞いて使い方を示すことには全く問題がなかった。

　特徴的だったのは, 道具の名前を間違って言うと, 間違った名前に引きずられて動作や模写を行ってしまうことであった。たとえば, 箸を見

16　第1章　対象の視覚認知

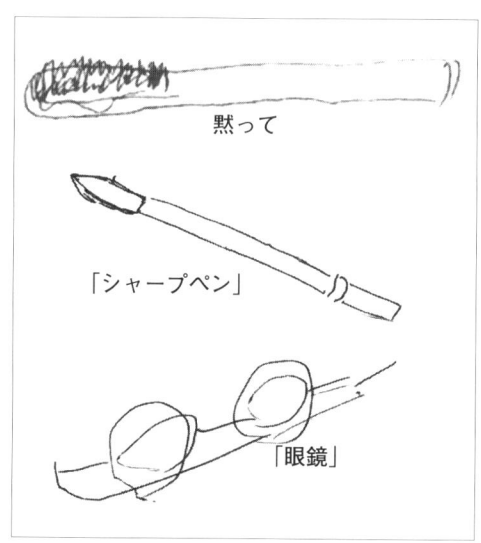

図9　【症例4】歯ブラシの模写
上段：黙って模写すると正しく描く。中段：「シャープペン」と誤って呼称するとシャープペンのような模写をする。下段：「眼鏡」と誤って呼称すると眼鏡と歯ブラシが融合したような模写をする。

て「眼鏡」と呼称すると，箸を眼鏡のつるのように両耳の上にかけるような動作をした。また，歯ブラシの模写を何度か行わせると，黙って模写した場合は正しく描けたが，「シャープペン」と誤って呼称した場合はシャープペンを，「眼鏡」と呼称した場合は「眼鏡」を描いた（**図9**）。

　本例は，自分の言語的な誤りに誘導されるように，行為や模写する絵が変化した。これは，もともと脆弱であったボトムアップの情報が，名前というトップダウンの枠組みを与えられることにより変容した結果かもしれない。視覚認知がトップダウンの情報とボトムアップの情報の統合により成立していることを示唆する症例である。

3）相貌の認知障害（相貌失認）

　人の顔はそれぞれ違っていて，一卵性双生児などの例を除けば大抵は苦

もなく区別できる。だが，脳損傷によって顔の同定ができなくなる状態をみると，それがいかに複雑な処理過程であるかがわかる。よく知っているはずの人の顔を見て誰かわからなくなることを相貌失認という。

重度の場合は鏡に映った自分の顔を見ても誰かわからない。声を聞けばその人物が誰であるかはすぐに同定できるし，特徴的なしぐさ，歩容，髪型などから同定できることもある。

顔の認知はそれ以外のものの視覚性認知と異なる点がいくつかある。まず，顔は個人の同定だということである。犬を見て，犬もしくはゴールデンレトリバーだと同定するのは，人の顔を見て，人間もしくは東洋人だとわかるのと同じである。相貌失認の場合，人の顔を見て人間であることはもちろんわかるし，人種や性別もわかることが多い。しかしそれが自分の知っている"誰か"がわからないのである。

2点めは，顔の基本構造はどの顔も同じだということである。2つの眼と眉と耳，1つの鼻と口があり，その配置も大筋ではすべての顔に共通している。顔の輪郭や顔の各部分の形や配置の微妙な差から同定する能力が必要とされる。

3点めは顔には表情があることである。同一人物でも笑顔，怒った顔，泣き顔は視覚的に異なる。しかし，正常の状態では，表情の異なる同一人物を複数の人に間違えることはまずない。顔の認知という場合，個としての顔の同定と，顔の表情の同定は区別して考える必要がある。個としての顔の同定が障害される相貌失認と表情同定の障害はそれぞれ独立して出現しうることから，両者の神経基盤は異なると推測される。

相貌失認のメカニズムとしては，大きく3つの説が提唱されている。第1は，顔認知はそれ以外のものの認知に比べて難しいので，軽症の視覚性失認は相貌失認として表現されるという考え方である。たしかに相貌失認に動物の種類，植物の種類，自動車の種類などの同定障害を伴うという報告は散見される。しかし，認知の難易度が低いと思われる日用物品の視覚性認知が不可能なのに相貌認知が可能な視覚性失認患者がいることから，単純な認知難易度だけで相貌失認を説明することはできないと考えられる。

第2は，個のレベルの同定障害が相貌失認の基礎にあるとする考え方である[17]。すなわちカテゴリー間の弁別は可能だが，同一カテゴリー内での個の同定が難しい。これを支持する例として，自分の飼っている牛を区別できなくなったり[18]，よく知っている競争馬の区別がつかなくなった例が報告されている[19]。しかし，De Renzi（1986）の相貌失認例では，多数の同じ種類の持ち物から自分の財布やネクタイを選ぶことができ，また自分の筆跡を同定することができた[20]。

　第3は，顔に特異的な認知システムの存在を考える説である。これを強く支持する所見として，サルの上側頭溝周囲で，特定の顔に強く反応する神経細胞が報告されている[21]。以上より，他のカテゴリーの視覚性認知障害を伴っている例はあるにしても，顔カテゴリーの認知には神経系の中である程度独立した神経ネットワークが関与している可能性がある。

　相貌失認の責任病巣については，剖検例の検討から両側後頭葉を中心とする領域の関与が報告されてきた[17]。CT, MRIの普及により右一側病変でも生じるという意見が優勢となり，特に右側の舌状回と紡錘状回が重要と考えられている[22]。相貌失認の報告例の大部分は右後大脳動脈領域の脳梗塞例で[23]，右後頭葉の外科的切除による相貌失認例はわずかである[24-28]。右後頭葉切除例のごく一部しか相貌失認を呈さないこと，両側病変例に比べて右一側病変例で相貌失認の持続期間が短い傾向があることから，相貌失認には右後頭葉病変だけでなく，左後頭葉病変も関与する可能性がある。

　すなわち，相貌認知には右半球紡錘状回が主として働くものの，左紡錘状回もそれを補う形で一定の機能をもつ。左右の紡錘状回への相貌認知機能の偏りは個人差があり，右半球への偏りが強い場合に，右後頭葉損傷で相貌失認が顕在化しやすいと考えられる。

　神経機能画像法では右紡錘状回中前部が相貌認知に関連していることが示されている[29-35]。建物と顔の認知をいくつかの課題で比較した場合には，課題の内容にかかわらず，右紡錘状回は顔でより強く賦活されることがわかった[36]。一方，顔の表情認知，特に視線の方向には上側頭溝後端

が関連している[37]。

症例5 ● 髪型が大切 —相貌失認[28]

32歳，右利き女性

主訴：知っている人を見ても誰かわからない。道に迷う。

現病歴：右後頭葉に動静脈奇形があり，全摘出術を受けた。術後，主訴に気づき，当科を受診した。

神経放射線学的所見：頭部MRIでは右後頭葉全体，楔前部と角回の一部，海馬傍回後部に欠損を認めた。

神経学的所見：視力は両眼1.2で眼球運動は正常。左同名性半盲を認めた。

神経心理学的所見：一般的知能や相貌以外の視覚認知は保たれていた。相貌失認，地誌的失見当，非言語性記憶障害が認められた。術後1か月目に仲のよかった会社の同僚が見舞いに来た。近づいてくる歩き格好が同僚に似ていると思ったが，顔には見覚えがなかった。声を聞いてはじめて彼女だということがわかった。最近髪型を変えたばかりだという。別の友人はしぐさや髪型で大体見当がついたが，声を聞くまでは自信がなかった。

　術前は芸能人をよく知っているほうだったが，写真を見ても誰かはほとんどわからず，特にテレビ画像で動いていると全くわからなかった。有名人の顔写真を見て人名や職業を答える課題や総理大臣経験者を選ぶ課題の成績も不良だった。顔写真の性別，年齢，表情の判断や，顔の異同判断は良好だった。

　本例は顔そのものには既知感もなく同定できなかったが，歩き方やしぐさ，髪型，身長などを手がかりに誰であるかはほぼ推量できた。これは相貌失認の特徴をよく示しており，顔以外の視覚的入力から人物同定に至る経路は保たれていることがわかる。顔の個の同定以外，すなわち性別，表情などの同定は可能なことから，顔の視覚的認知そのものの障害でもない。したがって顔という視覚入力をその人の意味記憶と連合す

ることが困難であると考えられる。

4）街並（建物や風景）の認知障害

　街並失認も相貌失認と同じように，個体の同定障害である。すなわち，ビルディングであることや寺院であることはわかるが，どこのビルディングや寺院であるかがわからない。そのため，よく知っている場所で道に迷うことになる。地誌的失見当の一型で，2つの場所の位置関係と道筋がわからなくなる道順障害とは区別される。

　以下に示す例のように，建物や風景を全体として認識できないが，細部の特徴によって同定できることがある。これは，相貌失認において，顔のごく一部の特徴，たとえば"この団子鼻は俺かなあ"と団子鼻から自分の顔を同定することがあるのと共通する所見と思われる。

　街並失認の責任病巣としては，右側の海馬傍回後部，舌状回前部，紡錘状回の一部が挙げられている[22]。

　相貌や街並は個の同定を要する視覚性認知で，その神経基盤は海馬傍回から舌状回・紡錘状回が中心である。これらの領域は大脳辺縁系と強い連絡をもち，親近感や感情が，相貌や街並の意味が成立する上で重要なことに関連していると考えられる。

症例6　黄色い洗濯機 ―街並失認[28]

32歳，右利き女性（症例5と同一）

主訴：道に迷う。知っている人を見ても誰かわからない。

神経心理学的所見：地誌的失見当，相貌失認，非言語性記憶障害が認められた。右後頭葉の動静脈奇形切除後，はじめて窓の外を見たら，風景がまるで見慣れないものに感じられた。また，退院後に自分のアパートのまわりを歩いても見慣れた建物がなく，自分のアパートがわからなかった。しかし，通路に黄色い洗濯機が置いてあるのを見て，自分の部屋はそこだということがわかった。

5）文字の認知障害（失認性失読）

　文字の認知障害は，失読と呼ばれる。文字カテゴリー特異的な視覚性失認ともいえる。しかし，文字はシンボルであり，それ自体には実体がない。また，読むという行為は，それぞれの言語に特有の順番で視線を動かして，経時的に視覚性処理を続ける必要がある。また，言語処理は言語優位半球に偏った機能である。このような点から，文字認知の障害は他の視覚対象とは異なった病態を呈する。

　失読の中で文字特異的視覚性失認と見なせるのは，読解の障害である。すなわち単語を見ても，その意味を理解できない。一方，単語を見てそれに対応する音を想起する過程は音読と呼ばれ，文字に対する呼称という側面をもつ。したがって，物品に対する視覚性認知障害に対応させて考えると，読解の障害が視覚性失認，音読の障害が視覚性失語に相当する。純粋失読例においては音読と読解が同時に障害されることが多いが，解離する場合もある。純粋失読はなぞり読みにより改善する。すなわち視覚以外の様式で文字の形態情報が入力されれば，読むことができる。

　アルファベット言語の純粋失読では，単語は読めないのに対し，各アルファベットを読むことには問題がないのが特徴である。例えば"bird"を単語として音読・読解することができないのに，b（ビー）-i（アイ）-r（アール）-d（ディー）と読むことは可能である。しかし，日本語の純粋失読は，単語だけでなく平仮名一文字の読みにも困難を示す。日本語の平仮名一文字はひとつの音節に対応し，並び方によって表す音節が変化することはない。このような特徴からアルファベットの読みとは異なる障害が生じると考えられる。

　日本語の純粋失読では漢字単語と仮名単語の成績に差がみられることがある。日本語の表記は，単語と単語の間に空きがない。そのため，単語として形態的なまとまりが認識されにくい。しかし，漢字単語は仮名の助詞などにより区切られ，比較的まとまって認識される。特に高頻度語や熟字訓などはまとまった形態として認知されうる。さらに，漢字は一文字でも意味を持ち，形態が意味に結びつきやすいと考えられる。したがって，漢

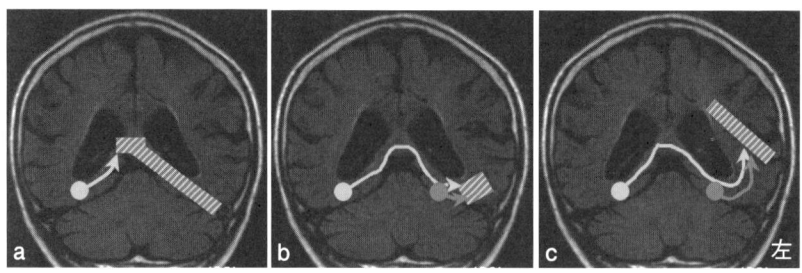

図10 失認性失読の発症機序
a：古典型，b：左側脳室後角外側型，c：左角回直下型。

字は単語の形態から直接的に意味を喚起しやすい。

一方，仮名は音韻との1対1対応はあるが，意味とは結びつきにくい。このような漢字と仮名の違いから，主として用いられる読みの経路が異なり，成績が解離する場合があるのだろう。

読みの経路としては，意味を介して音韻に至る高頻度語で主に使われる経路と，意味を解さずに文字形態から音韻に変換する経路が想定されている。失認性失読の場合は，意味を介する経路が障害されていることになる。

失認性失読は文字形態とそれによって表される意味の離断で生じると考えられる。したがって，連合型失認に相当する。離断を生じる病巣としては，古典的な左後頭葉と脳梁膨大部の損傷（**図10-a**）以外に，左側脳室後角外側白質（**図10-b**）や左角回皮質下（**図10-c**）の損傷がある。いずれの場合も，入力された文字形態情報が，文字言語関連領野にうまく伝達されない。

症例7　自分で書いた字なのに —失認性失読[38]

60歳，右利き男性

主訴：右側のものが見えにくい。

現病歴：主訴により近医受診し，脳梗塞の診断で保存的治療を受けた。失読が残存したため当科に転院した。

神経放射線学的所見：頭部 MRI では左側の紡錘状回，舌状回，海馬傍回後部，大鉗子に梗塞巣を認めた。SPECT では左中・後大脳動脈領域で灌流低下がみられた。脳血管撮影では左後大脳動脈閉塞，両側中大脳動脈狭窄を認めた。

神経学的所見：右同名性半盲，軽度右片麻痺を認めた。

神経心理学的所見：意識清明。見当識は良好。失読，漢字の軽度失書，失名辞，軽度右半側空間無視，構成障害，道具の使用障害が認められた。色・相貌・形態の認知は良好だった。WAIS-R は言語性 IQ 85，動作性 IQ 61。レーヴン色彩マトリックス検査は 30/36 と正常範囲。

　文字の視覚性マッチング，文字種の分類，文字・非実在文字の弁別は可能。書字は漢字単語 16/20，仮名単語 20/20 が可能だった。自分で書き取りした単語や文章を，2, 3 分後に見せると，「これはさっき書いたものですよね。自分で書いた字なのに何だかわからない」と驚いていた。自分の氏名については「なんか見たことある。よく知っている字だと思う」と述べ，しばらくして自信がないながらも読むことができた。

　読みを以下の方法で詳細に検討した。漢字・仮名単語各 20 個について，以下の 6 条件で音読を行った：(1) 文字の視覚的呈示（文字形態の視覚性入力），(2) 閉眼させ，なぞり読み（検者が手をとって文字を書かせる：自分の書字動作による運動覚入力），(3) 文字を見ながらなぞり読み（文字形態の視覚性入力＋自分の書字動作による運動覚入力），(4) 閉眼させ，右手掌に検者が文字をなぞり書きする（文字形態の触覚性入力，graphesthesia），(5) 検者が空中に文字をなぞり書きする（他人の書字動作の視覚性入力），(6) 開眼させ，右手掌に検者が文字をなぞり書きする（文字形態の触覚性入力＋他人の書字動作の視覚性入力）。その結果，文字形態の視覚性入力では全く音読できないのに比べ，自分の書字動作による運動覚入力，他人の書字動作の視覚性入力，文字形態の触覚性入力では，仮名を中心にかなり音読できることがわかった（図 11）。興味深いことに，文字形態の視覚性入力は自分の書字動作による運動覚入力による読みに干渉を与え，読みを妨害した。すなわち，閉眼

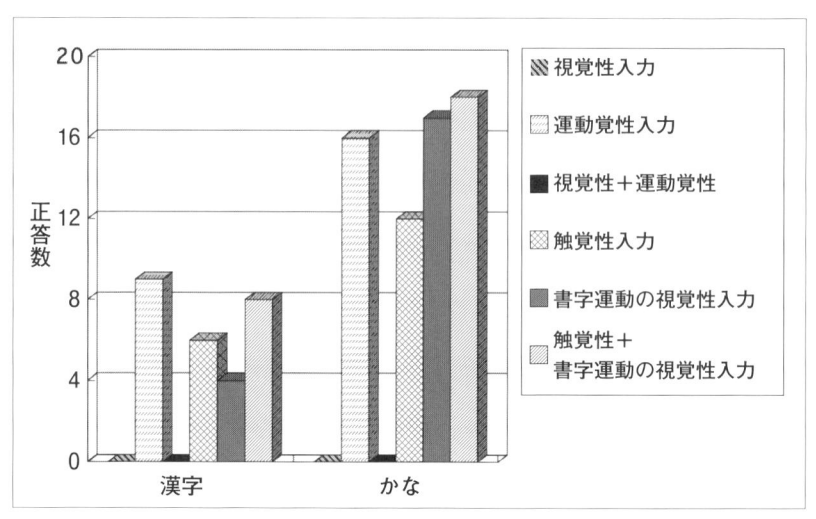

図11 【症例7】種々の入力による文字の音読

した状態で，検者が患者の手を動かしてなぞり読みをさせると音読可能なのに，開眼してなぞり読みするとできなくなった．一方，検者が手掌に文字の形をなぞる課題では，閉眼時に比べ，開眼時に成績が向上した．他人の書字動作の視覚性入力は文字形態の触覚性入力に対し補助的に働いたと考えられる．

読解は1文字単語で漢字0/10，仮名0/10，2文字単語で漢字27/50，仮名0/10であった．5つの単語の中から意味カテゴリーの異なるものを選択する課題では，漢字単語8/10，仮名単語0/10正答し，仮名単語で低下していた．したがって，仮名単語はほとんど読解できないことがわかった．一方，漢字単語では，おおよその意味がわかることも多く，仮名に比べると読解は容易であるが，一文字の場合は困難であった．

本例のように，失読では文字形態という視覚情報を利用できないが，書字運動という視覚情報は使える．これは，物体失認や相貌失認において，それぞれ道具を使う動作，歩き方の癖などが対象の同定に役立つのと類似している．形態に関する視覚的情報処理と動きに関する視覚的情報処理は異なる神経基盤をもつという知見に合致する所見である．

症例8 「河童」は「人生」より読みやすい
—熟字訓が読める失認性失読[39]

69歳，左利き男性（息子，孫も左利き）

主訴：字が読めない。

現病歴：毎日自分で行っていたインスリン自己注射の方法がわからなくなった。近医受診し，脳梗塞の診断で保存的治療を受けた。

神経放射線学的所見：頭部MRIでは右側の紡錘状回，舌状回，海馬傍回後部，脳梁膨大部に梗塞巣を認め，右内包後脚に陳旧性の梗塞を認めた。SPECTでは右後大脳動脈領域で灌流低下がみられた。

神経学的所見：左同名性半盲，構音障害，軽度左片麻痺，振動覚低下を認めた。視力は右0.4，左0.3。

神経心理学的所見：意識清明。見当識は良好。漢字の失書を伴う失読，色名呼称障害，構成障害，左半側空間無視，道順障害を認めた。

読みの検討：漢字の実在語と非実在語の判断は66/80と軽度低下。音読では，通常の漢字単語30/107，仮名単語21/61正答した。なぞり読みによる明らかな改善はみられなかった。通常の漢字単語と熟字訓を比較すると，通常の漢字単語17/58（平均反応時間35.2秒），熟字訓25/42（平均反応時間14.7秒）で音読に成功し，熟字訓のほうが有意によかった。熟字訓の誤りは類似した意味の単語を答えることが多く，通常の漢字単語は無反応が多かった。音読に成功しても正しく読んだという実感はなかった。読解は，同一カテゴリーの絵から単語に相当するものを選択させる課題で調べた。漢字単語は40/50，仮名単語は26/50正答し，漢字単語のほうが読解は有意に良好だった。

　本例の読みの特徴として，音読より読解が良好，音読では通常の漢字単語より熟字訓が良好，読解は漢字単語が仮名単語より良好という点が挙げられる。前例と同様，漢字単語の方が意味に結びつきやすいことが示唆された。さらに熟字訓は1対1対応で音韻と結びつけて学習されるため，想起しやすいと考えられた。

C. 色認知の障害

　ある日突然，外界の風景が灰色の濃淡に見えたらどうだろう。これまで通り，物の形や奥行きは普通に見えるのに色がわからなくなったらどんな不都合が生じるだろう。大脳病変が原因で色が認知できなくなる状態を大脳性色覚障害（cerebral achromatopsia）と呼ぶ。かなりまれな症状で報告例も少ないが，その症状はドラマチックである。たとえば，ピクルスとジャムとが食べるまで区別できない，オムレツが肉に見える，熟したトマトと熟していないトマトを区別できない，同じ大きさで色の違うコインは数字を見ないと区別できない，ネクタイを選べない，信号の色がわからない，葉っぱの間の花を見つけられない，枯れ枝と間違えて緑の枝を剪定してしまう，といったように日常生活に種々の問題が生じる。

　また，職業的には煉瓦職人がいちいち色を表す番号を見ないと正しい煉瓦を並べられない，画家が絵の具を選べないなどの記載がみられる。単にモノクロの世界になるだけでなく，周囲が暗くぼんやり見えたり，薄汚れた感じに見えると表現する患者もいる[40]。これほど重度でなくても，周囲が全体的に薄暗く，鮮やかな色もくすんだ感じに見えると訴えることがある。また，自覚症状がはっきりせず，検査で見つかる異常としては，不完全な同名性半盲を示す視野で，色が認知できない場合がある。例えば鉛筆があるのはわかるが，それが何色であるかはその視野内ではわからない。

　これまでの報告例をまとめると，大脳性色覚障害には以下のような特徴がみられる。
　① 色覚異常を自覚する。両側病変か，片側病変であれば右側病変の場合に症状を自覚することが多い。
　② 色覚異常は，色の照合や呼称でも出現するが，色相配列検査で明らかな異常を呈する。色相配列検査での異常は先天色覚異常でみられ

るような典型的なパターンをとらない。
③ 色による動きの受容は保たれる[41]。
④ 視力は正常．視野は水平性上半盲または左同名性半盲・左上四分盲を呈する例が多い。
⑤ 合併する症状として，視野異常の他に相貌失認，地誌的失見当，視覚性失認がみられる場合がある。どの症状が合併するかは病巣の広がりによって異なる。
⑥ 病巣は両側または右側紡錘状回中部を含み，V8（V4の外側）に相当する部位である[42]。

症例9 ● 毎日曇り —大脳性色覚障害

64歳　右利き男性

主訴：目が見えにくい。

現病歴：ある朝起きてみると，右後頭部に頭重感があった。その後，外出すると道に迷う，家人の顔がわからないなどの症状が明らかになった。また周りが見にくいと言って，家中の電気をつけておくようになった。1週間後に近医受診し，脳梗塞と診断された。

神経放射線学的所見：MRIで右舌状回・紡錘状回，海馬傍回の皮質・皮質下に新たな梗塞巣，左紡錘状回，海馬傍回の一部に陳旧性の梗塞巣を認めた。

神経学的所見：同名性左上四分盲，右上視野の軽度狭窄を認めた。視力は正常。

神経心理学的所見：道順障害，健忘に加え，以下のような多彩な視覚症状を呈した。

色認知：周囲の色が鮮やかでなく，くすんで見え，青空を見ても曇りのように見えると述べた。しかし，白が灰色に見えたりすることはなかった。近似色選択課題である City University colour vision test では特に青系統で多くの誤りを認めた。色名呼称では，黄色を薄いピンク，深緑を群青色，緑を茶色と答えた。ものの名前からその色を述べる課題

（例：バナナの皮は何色か）は，躊躇なく全問正答した。

形態認知：実物の呼称は良好。線画の呼称は部分を見て推測することが多かった。たとえば，「これは……潮を吹いているから鯨です。これは耳が大きくて……牙がある……鼻が長い……象のような」。金槌やフグは全体を模写した後も，何であるかわからなかった。模写は部分から始めることが多く，時間もかかった。軽度の統合型視覚性失認と考えられた。

顔認知：発症当初は家人の顔を見て認知できないことがあった。その後，実際の顔であれば誰かわかるもの，家族や知人，有名人の写真は誰かわからなかった。相貌失認が合併していると考えられた。

その他の視覚機能：読字能力は単語レベルでは正常であった。文になると逐次読みの傾向があった。

　本例は大脳性色覚障害に軽度統合型視覚性失認，軽度相貌失認，軽度腹側型同時失認を伴っていた。病巣が，両側紡錘状回を含む腹側視覚経路の広い範囲にわたっているためと考えられた。

# 第2章

視空間認知と行為
―背側視覚経路の働きとその障害―

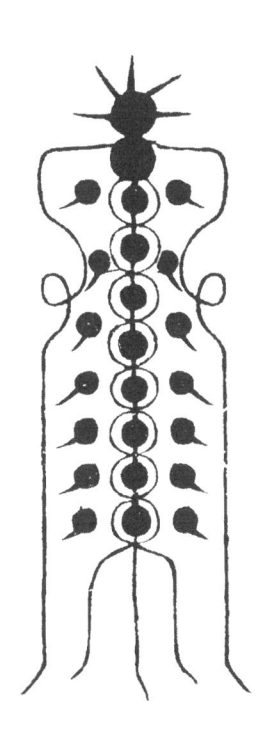

視空間認知は，自分の目の前の複数の対象物同士の空間的関係，対象物と自分との空間的関係，自らが動き回れる広い空間における対象物の空間的関係の3つに大別される。このような視空間認知機能は，それをもとにした行為と密接に関係している。

　まず，眼前の対象の空間的関係を把握する能力の障害は，狭義の視空間認知障害と呼ばれる。対象の視空間的な特性をつかんだうえで，それを描き写したり動かしたりする能力の障害を構成障害という。いずれも机上の検査で観察され，主体となる自分の視点は動かない。

　次に，対象物と自己身体との空間的関係の把握の障害がある。これは次のように日常生活のうえでさまざまな問題を引き起こす。周辺視野にあるものにうまく到達できない視覚運動性失調では，何か取ろうとする際にずれることがある。衣服と自分の身体部位の位置関係がわからなくなると着衣が難しくなる（着衣失行）。道具と自分の身体部位の空間的関係が把握できないと道具がうまく使えなくなる（使用失行または観念性失行）。身体定位障害では，身体と家具の空間的関係の把握が障害され，椅子にうまく腰かけられなくなる。

　広い空間の中で自ら移動する場合の空間的関係の把握が障害されると，道順障害となる。自らの移動を伴うので，視点が随時変化し，しかも実際にはその時点で見えないものとの空間的関係を把握している必要がある。

　また，実際の視空間認知ではないが，概念操作において視空間的思考が必要なものに，計算と言語的な空間関係の把握がある。

　このように，視空間認知をもとにした行為の障害は種々のレベルで生じる。以下にそれぞれの障害を概説し，症例を示す。

A. 要素的空間認知の障害

　複数の対象の関係をとらえる能力が要素的空間認知の基本である。たとえば，2次元であれば2本の線分の作る角度や，3次元であれば2つの物

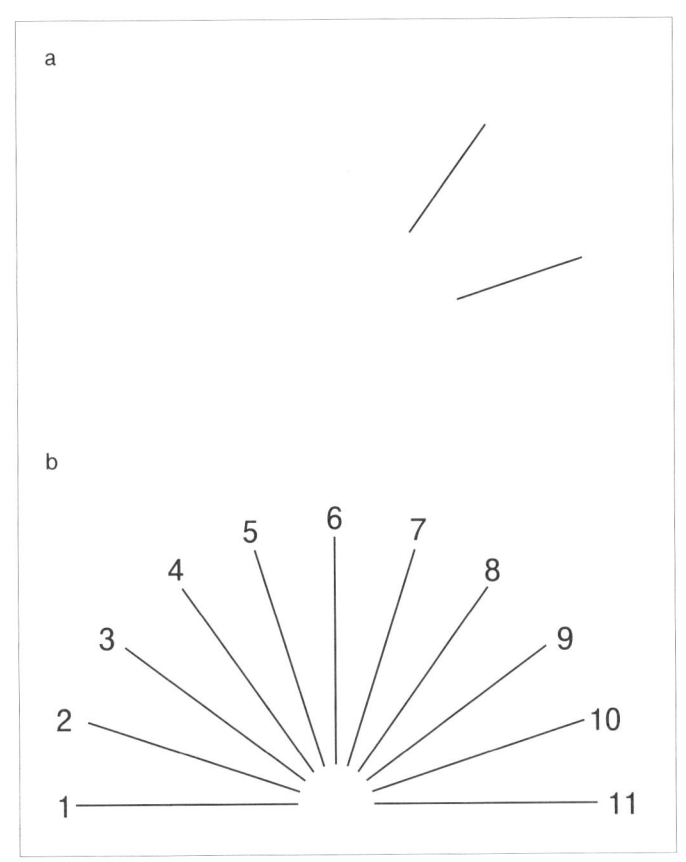

図 12 Judgment of line orientation (Benton)
2本の線分(a)が基準とする線(b)のどれに相当するかを，傾きから選ぶ．
(文献45 より改変)

体の位置関係といった機能である．Bentonの考案したJudgment of line orientationは，標準化された検査の1つで，言語など他の要因の関与が少ない点が優れている（**図12**）[45]．頭頂葉外側，特に右側の損傷で著しい障害を示す．アルツハイマー病患者[46]やパーキンソン病患者[47]でもこの課題の成績低下が報告されている．これらの疾患で早期に両側頭頂葉の血流や代謝が低下してくることに関連している可能性がある．

B. 構成障害

　構成障害は複雑な症状である。対象の視空間的な特性をつかむという受容面と，それを描いたり動かしたりする行為面の両面を含む。以前は構成失行と呼ばれることもあったが，これは行為面に力点がおかれていたためである。Critchley（1953）の定義では"視空間認知における遂行機能障害"[48]，Benton（1967）の定義では"対象を細かいところまで認知し，各部分の関係を把握して目標通りに組み立てる統合的／系統的なはたらき"とされる[49]。

　日常臨床では，ミニメンタルテストの"2つの重なった五角形"が描けないことや，立方体透視図が模写できないことで気づかれることが多い。

---

column　ミラーニューロンの発見

　ミラーニューロンは，サルの腹側運動前野（F5）で見つかった神経細胞である[43]。このニューロンが特異な点は，サルが自らある行為をするときに活動するだけでなく，他者がそれと同じ動きをするのを見ている間も活動することである。たとえば，サルがえさをつまむときに活動するミラーニューロンは，検者がえさをつまむのを見ても活動する。つまり，運動とそのフィードバックとしての体性感覚の情報と，視覚の情報を融合する性質をもつ。さらに，自分の行為と他者の動きが同じ目的をもった行為であることがわかっていることになる。このような性質から，"心の理論"（他人がどのように考えているかの推定）や，身振りの理解という言語の萌芽的段階に関連するのではないかと推測されている。

　ミラーニューロンの発見を契機に，感覚と運動の両方の情報処理にかかわるニューロンが注目されている。視空間認知から行為への一連の流れの要として，両義的なニューロンが頭頂葉にも存在する[44]。頭頂葉の7b野に，視覚応答ニューロンで"検者の手が干しぶどうの箱に伸びたときにも反応する"ニューロンが以前に報告されており，感覚・運動を融合するミラーニューロンは前頭葉に限らない。

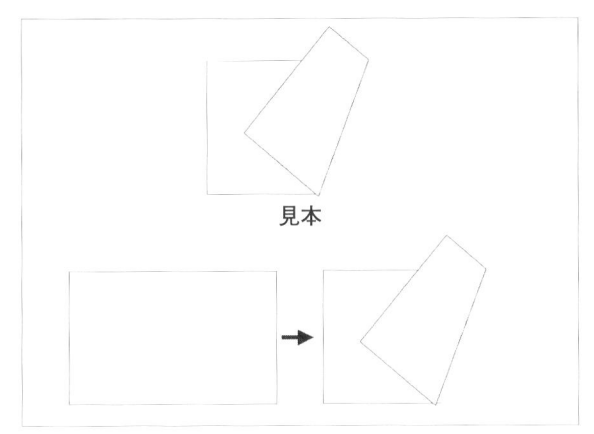

図13 簡単な折り紙課題
見本を見ながら紙を折る。

しかし，構成障害を調べる検査は多岐にわたり，自発描画，模写，スティックテスト（マッチ棒を並べて図形を作る），積木問題（色分けされた積木の面で図形を作る），組合せ問題（ジグソーパズルのようなもの），3次元構成課題（積木でモデルと同じ立体を作る）などがある。それぞれの検査はいくつかの過程からなり，1人の構成障害を呈する患者がすべての課題で失敗するわけではない。描画課題と組み立てを必要とする課題での乖離，2次元の課題と3次元の課題での乖離，受容が難しい課題と組み立てが難しい課題での乖離などがある。

　ベッドサイドや外来でのスクリーニングとして筆者らは，立方体の描き方を示してから模写させる課題，紙の2つ折り課題を用いている。紙の2つ折り課題は，1枚の長方形の紙を少しずらして2つ折りにしたものを見ながら，別な紙で真似して折るだけの課題である（**図13**）。重度の構成障害の場合は折った線を一度開いて示しても，途方にくれてしまうことが多い。紙を一度折ることによって形が変わり，表と裏が同時に見えてくる状態をシミュレーションできないように見える。

　構成障害の質的な側面に注目すると，右大脳半球と左大脳半球では異な

る障害であることがわかる[50,51]。描画では，右半球損傷患者では，部分相互のつり合いがとれずバランスの悪い絵となり，部分の傾きや方向を誤る。紙に対して最初の部分を大きく描きすぎ，描ききれないこともしばしばある。一方，左半球損傷患者では，全体的に簡素化され，省略された描画となる。右大脳半球損傷で視空間認知課題に障害がみられることから，右半球性の構成障害は受容面の，左半球性の構成障害は行為面の障害が主だと報告された[52]。しかし，右半球病巣と左半球損傷で同程度に受容面も行為面も障害されるとするデータもある[53]。また，構成障害のある患者では視覚以外の空間認知にも障害があることが示され，視空間認知障害と構成障害の受容面を単純には結びつけられないことがわかった[54]。

　右大脳半球と左大脳半球のどちらで構成障害が出現しやすいかは，用いる検査によって結果が異なる。概して右大脳半球，特に後方病巣で構成障害が出現しやすいとする報告が多い[55]。これは，筆者の臨床的印象と一

> **column** 机上の空間と動きまわれる空間
>
> 　空間の処理は，その広さによって神経基盤が異なる。それが最もはっきりわかるのは次のような二重解離を示す症例を観察した場合である。
>
> 　症例Aは63歳男性。右頭頂葉外側の出血後，机上での視空間認知や操作に著しい困難をもつようになった。Judgment of line orientationでは，さまざまな工夫をしながら，十分な時間をかけて取り組んだにもかかわらず，半分も正答できなかった。患者は課題の意味をよく理解し，それが容易であるはずだと思うのにできないため，いらだっていた。一方，家から最寄り駅までの道順を描いたり，口頭で述べることは慢性期には可能になった。また，電車を使って職場まで行くことには支障がなかった。
>
> 　症例Bは70歳男性。右後頭頭頂葉内側面から脳梁膨大部の脳梗塞で入院し，自分の部屋からトイレまで行けないことに気づいた。また，家の近所の建物までの道順を口頭で述べたり，地図に描いて示すことは難しかった。一方，Judgment of line orientationでは30問中27問をすばやく正答した。
>
> 　このように，机上の限られた空間での視空間処理は右頭頂葉外側，自分で動き回れる広い空間での視空間処理は右頭頂葉内側の関与がより強いと考えられる。

致する。少なくとも重度の長期に続く構成障害は，右頭頂葉を含む症例でみられる。しかし，両側頭頂葉病巣では右一側頭頂葉病巣よりさらに重度の構成障害を呈することから，構成行為において左半球も何らかのはたらきをしているのであろう。

構成障害の出現には左右大脳半球病巣で明らかな差がないとする報告もある。左大脳半球損傷では問題が理解できない重度の失語症患者が除外されるため大きな病巣の症例が含まれず，見かけ上，左大脳半球損傷における構成障害の頻度や重症度が低くなるという説である。しかし，失語症の患者も含めて左右大脳半球損傷患者を検査したところ，Benton 視覚記銘検査の多肢選択と模写では障害出現の頻度や重症度に左右で差はなかった[53]。描画課題は上記の通り左右で質的に異なる障害がみられるため，組み立て課題より左右差が出現しにくい傾向があるのかもしれない。また，Benton 視覚記銘検査の多肢選択問題は，方向違いの図形はあるものの視覚イメージの複雑な操作を必要としないため，左右差が出にくい可能性がある。

構成障害に関する大脳半球の左右差については，脳梁離断の患者の症状から推測できる部分がある。脳梁体部を含む病巣をもつ患者では，右手で構成障害が観察され，左手では目立たないことが知られている。この場

> **column　構成障害とテレビゲーム**
>
> 　22歳の女性。心源性塞栓による右中大脳動脈分枝閉塞により，右頭頂葉梗塞になった。退院後，自宅療養中で毎日テレビゲームを楽しんでいるという。患者は重度の構成障害があり，立方体の透視図はおろか，ミニメンタルテストの重なった五角形も描けない。また，幾何図形の異同判断もできなかった。どうやって，複雑な画面を見ながらテレビゲームができるのだろうか。
>
> 　よく聞いてみると患者は自分に最適なゲームを選んでやっていることがわかった。つまり，彼女が選ぶゲームは人生ゲームのように，一画面毎に出来事が完結し，道順を辿ることはなく，また人物やものを空間内で動かす必要のないものであった。主人公が飛び石を渡ったり，迷路を進むゲームは決してしないということだった。患者は経験から自分の能力を把握して，遊びも上手に選択している。

合，脳梁膨大部が保たれていれば，視覚認知に関しては左右大脳半球で差がないことになる。したがって，構成障害の行為面における左右大脳半球差を比較的純粋な形で見ることができる。

症例10 右手で箱が描けない ―右手の構成障害[56)]

63歳　右利き男性

主訴：左手がいうことをきかない

現病歴：結婚式に出席して少量飲酒した後，立ち上がれなくなった。帰宅後しばらくすると独歩可能となったが，ろれつがまわらない感じだった。夕食は普通に食べて就寝した。翌朝，毎日結んでいるネクタイを15分かかっても結べなかった。両上肢に麻痺はなかった。2日後に近医受診し，脳梗塞の診断で脳外科入院となった。

神経放射線学的所見：脳梁膝部・体部全体に梗塞巣を認めた（図14）。両側大脳半球深部白質に陳旧性の多発性小梗塞巣がみられた。脳血管撮影では両側内頸動脈の壁不整および90％の狭窄，左前大脳動脈A2-A3移行部での狭窄を認め，脳梁周囲動脈の描出が不良であった。

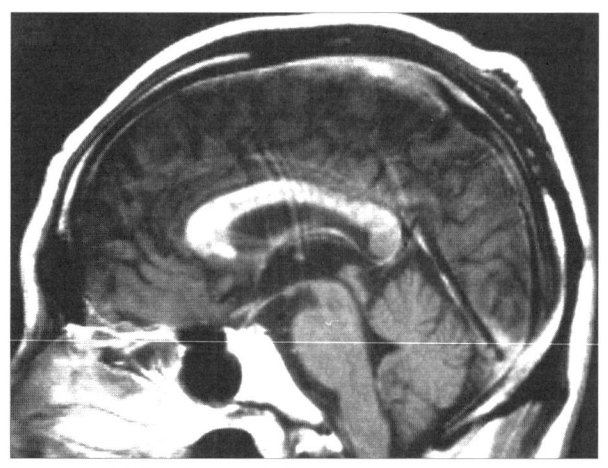

図14　【症例10】MRI所見
脳梁膝部から体部に梗塞巣を認める。

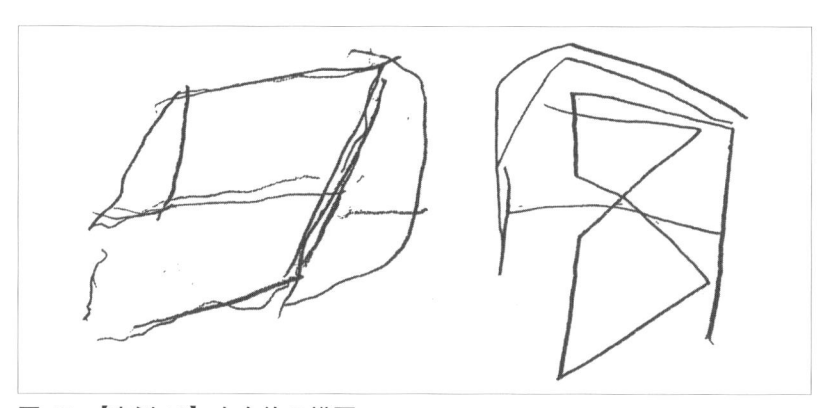

図 15 【症例 10】立方体の模写
左が左手での模写。右が右手での模写。左手ではほぼ模写できているが，右手では模写できない。

神経学的所見：脳神経系，運動，感覚に明らかな異常はなかった。両側アキレス腱反射消失，両下肢病的反射陽性，排尿障害に加え，後述する脳梁離断症状を認めた。

神経心理学的所見：意識は清明で，検査には協力的。WAIS では言語性 IQ 101，動作性 IQ 69（右手で施行）。失語症はなく，WAB 失語症検査は失語指数 94.5 だった。健忘は認めず，WMS で全記憶指数 90 と正常範囲だった。左手の失書，左手の観念運動性失行，左手の触覚性呼称障害，左視野での視覚性呼称障害，左視野での失読，"拮抗失行" など多彩な脳梁離断症状を認めた。以下に右手の構成障害について詳しく述べる。

　右手での構成障害はさまざまな課題で認められた。まず立方体透視図の右手での模写は，まとまりがなく，3 次元の図形を透視している点が表現されていない（**図 15**）。一方，左手での模写は簡素化されてはいるが，立体に見える。WAIS の積木課題では，右手では全体として四角い図柄にまとめることができず，第 2 問（**図 16**）が 5 分以上かかっても完成できなかった。左手では 55 秒であまり試行錯誤せずに完成した。他の問では，左手も図柄をうまく作れないことはあるが，全体として四角

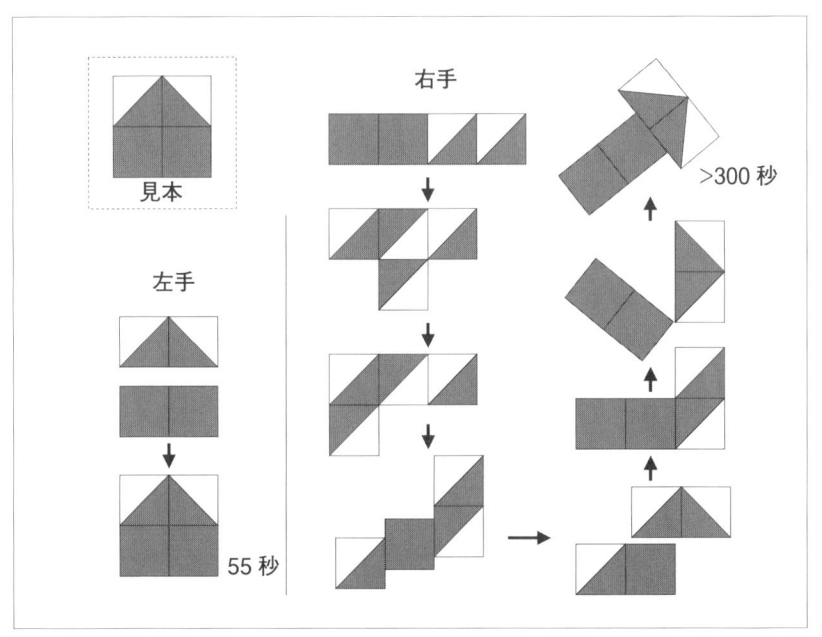

図16 【症例10】用いる手の違いによる積木課題の成績の差
左手では55秒で完成。右手では全く形を作れない。

いパターンになるのに対し，右手は積木を横に長く並べたり，不定形を作った。また，書字においては右手で偏と旁のずれや左半側空間無視による左側の点画の欠如が観察された。

症例11 ● 消えた輪郭 —小児の構成障害

6歳　左利き女児

主訴：（母親から）絵を描きたがらない

現病歴：頭痛の後，左上下肢麻痺に気づかれ，近医に救急搬送された。右頭頂側頭葉に梗塞巣を認め，MR angiographyでもやもや病の診断になった。入院後，再度頭痛があり，MRIで左頭頂側頭葉にほぼ対称的な梗塞巣が新たにみられた。もやもや病に対する外科的治療のため，転院した。入院後，以前は好きだったお絵かきをしないのに母親が気づい

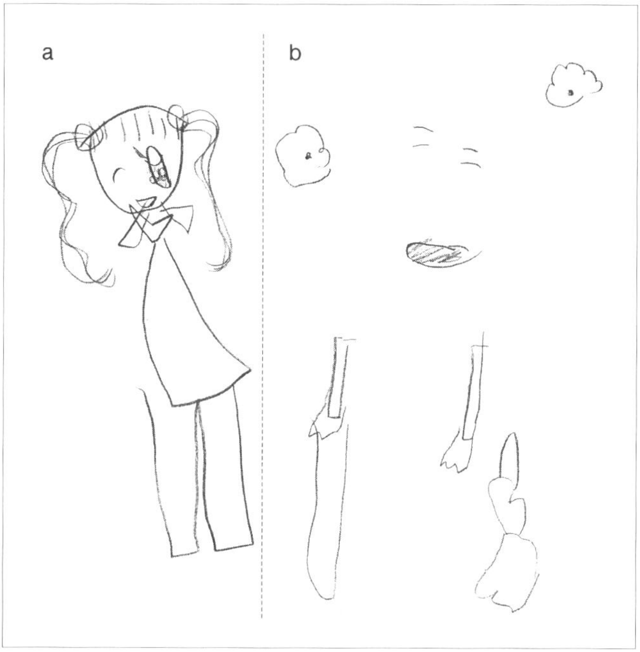

図17 【症例11】人形の自発描画
a：発症前。b：発症後。身体部位がばらばらに描かれ輪郭がない。

ていた。
神経放射線学的所見：頭部MRIでは両側頭頂側頭葉に梗塞巣を認めた。脳血管撮影では両側内頸動脈の閉塞およびもやもや血管を認めた。
神経学的所見：軽度左片麻痺を認めた。
神経心理学的所見：意識は清明で，検査には協力的。左手に軽度麻痺があるものの指の分離運動は可能で，鉛筆も持つことができた。**図17-b**は女の子の自発描画である。目，口，手，足と髪飾りが描かれているが，輪郭がない。相互の位置関係はほぼ保たれている。促してもこれ以上描くことはできず，人の絵の模写でも同様であった。また，動物の自発画などでも同様の傾向がみられた。比較のため，入院直前に描いた女の子の絵を**図17-a**に示す。ほぼ年齢相応のまとまった人の形が描かれ

ている。小さな枠内に丸をいくつか描くことは可能で，同時失認はないと考えられた。また，積木を組み合わせて図柄をつくる積木課題は全くできず，重度の構成障害がみられた。

本例では両側頭頂葉病巣により，部分をまとめて全体を構成することが難しくなったと考えられる。各部分の位置関係は保たれ，視覚性認知も可能なことから，視覚性のイメージは保たれていると推測された。

C. 空間性失書

視空間認知の障害が関連する書字障害に，空間性失書と構成失書がある。空間性失書は文字の形態は保たれているが，その紙面上の配置が崩れている状態である。まっすぐに書けないだけでなく，縦書き横書きを区別なく切り替え，それに気づかない。線分などのガイドラインがあってもあまり役に立たない。半側空間無視により非無視側に文字がかたまってしまう状態も空間性失書に含まれることがある。

一方，構成失書は一文字内の字画の関係が乱れてまとまりのない形態となる。画数が多く，一筆で書けない漢字で特に目立つ。構成失書とされる症例の中には，後述する同時失認により自分ですでに書いた字画に気づかず，全体として字画の関係がばらばらになってしまう例が含まれている可能性がある。

症例12 ● 縦横無芯
――両側頭頂葉損傷による構成障害，空間性失書

42歳　左利き女性

主訴：歩けない

現病歴：特発性血小板減少性紫斑病，抗リン脂質抗体症候群で治療中。脾臓摘出術施行。3年前，左頭頂葉に梗塞を生じたが，明らかな症状を残さず退院。今回は，突然の頭痛と左上肢のしびれで発症。右後頭頭頂

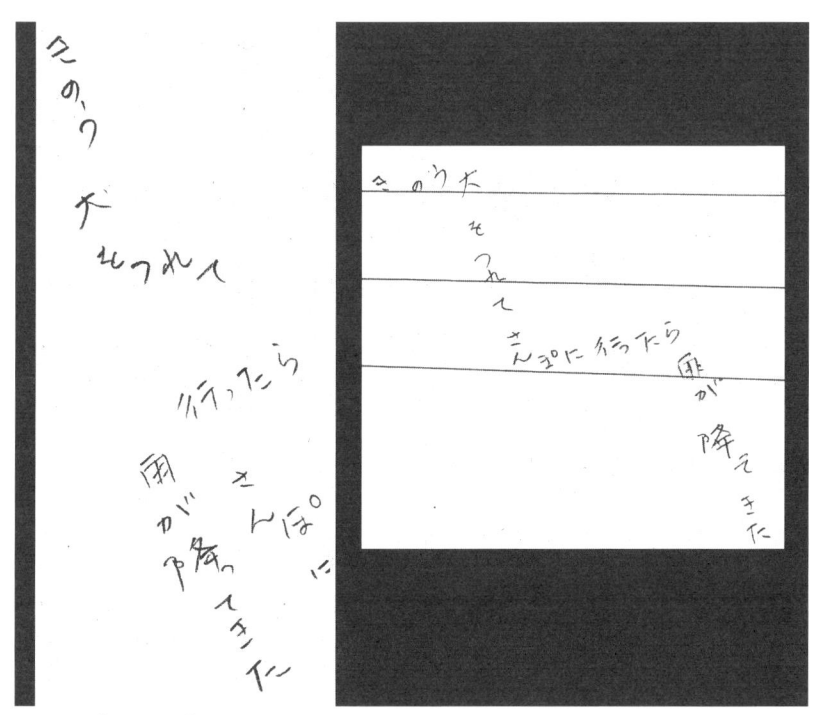

C. 空間性失書　41

図18【症例12】
左は白紙での書字。右はガイドとして罫線を引いた紙での書字。いずれにおいても空間内にまっすぐ書字することはできない。

葉に梗塞巣を認めた。保存的治療にもかかわらず症状は進行し，左完全片麻痺となった。
神経放射線学的所見：頭部 MRI では両側頭頂葉，右後頭葉・中心前回に梗塞巣を認めた。
脳血管撮影で右内頸動脈の重度狭窄を認めた。
神経学的所見：左同名性半盲，左片麻痺，左半身感覚低下を認めた。
神経心理学的所見：覚醒しているが，全般性注意は低下している。病識は低下し，自分の状態に無関心。診察には協力的。WAIS-R では言語性 IQ 71，動作性 IQ 45。重度の視空間認知・構成障害，左半側空間無視を認めた。物品，文字，色の認知は良好。一方，数の目測，錯綜図の

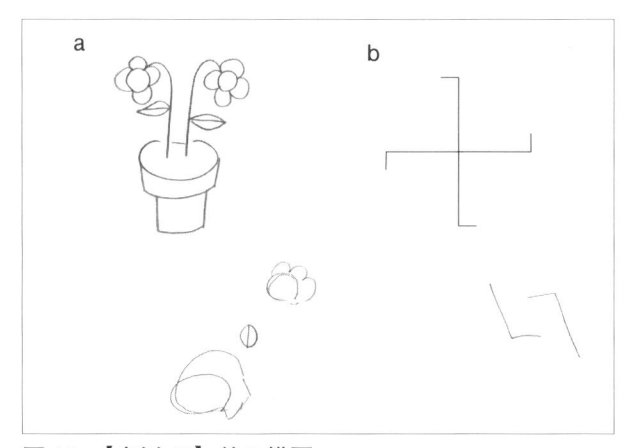

図19 【症例12】絵の模写
上が見本。a：花の絵の模写は，花，葉，鉢がばらばらに描かれている。b：まんじの模写は2本の線が交叉しない。

弁別は不良。書字においては空間内に縦または横にそろえることができず，ガイドの線があっても同じだった（**図18**）。また，描画においても左半側空間無視に加え，縦と横の区別なく，空間内での座標軸が失われたようだった（**図19**）。

D. 時計の読み，時計の描画の障害
（アナログ時計とデジタル時計）

時計にはアナログ時計とデジタル時計がある。アナログ時計とデジタル時計を読む神経基盤は違うのだろうか。ごく大雑把に言うと，アナログ時計の読みは主に右半球，デジタル時計の読みは主に左半球のはたらきが大切である。片側の大脳半球の局所損傷があっても，どちらかのタイプの時計は使えることになる。

アナログ時計で時刻を読むのは，複雑な視空間的操作である。脳卒中の初発症状として，"時計が読めなくなった"というのは珍しいことではない。アナログ時計で時刻を読む方法は，日本では小学校1年生で学習してい

る。実際にオモチャの時計を動かしながら，2本の針と時刻の関係を学ぶわけだが，種々の難しさを伴う。すなわち，針が鏡像の位置にあるだけで，3時と9時という全く異なる時刻を示すこと，針の角度から時刻を読み取らなくてはいけないこと，時間は他の計算と異なり60進法で，60分すぎると次の時間になることなどである。一方，利点として，数字が読めなくても時間がわかる。その証拠に時計の文字盤に数字が全く書かれていないものがある。

　デジタル時計の読みは，数字が読めれば可能である。ただし，実際に読み取った時刻の意味を理解して，日常生活での行動に生かすためには，さらに別の機能を必要とする。

症例13　3時と9時は同じか──鏡像の弁別障害

63歳　右利き男性
主訴：アナログの時計が読めない
現病歴：激しい頭痛で睡眠より覚醒した。何時か確認しようと思ったが，アナログ時計の時間が読めなかった。数字は読めた。近医を受診。脳出血の診断で入院し，保存的治療を受けた。以下のような高次機能障害が持続するため当科に転院した。
神経放射線学的所見：頭部 MRI では右頭頂葉の皮質・皮質下に出血巣を認める（図20）。
神経学的所見：左下四分盲。左上下肢にごく軽度の感覚障害を認めた。
神経心理学的所見：意識は清明で，検査には協力的。左半側空間無視，視空間認知障害，地誌的失見当，着衣失行，失算を認めた。順唱5～6桁，タッピングスパン2～3個と特に空間性スパンが低下。WAIS-R では言語性 IQ 135，動作性 IQ 97。WMS-R で言語性記憶指数 114，視覚性記憶指数 88，注意集中 84。構成障害，視空間認知障害のため知能検査，記憶検査とも非言語性項目が低下していた。

　本例では，種々のレベルでの機能障害の結果，いわゆる構成障害が生じていることがわかった。まず，視覚的な受容面では，線の傾きのマッ

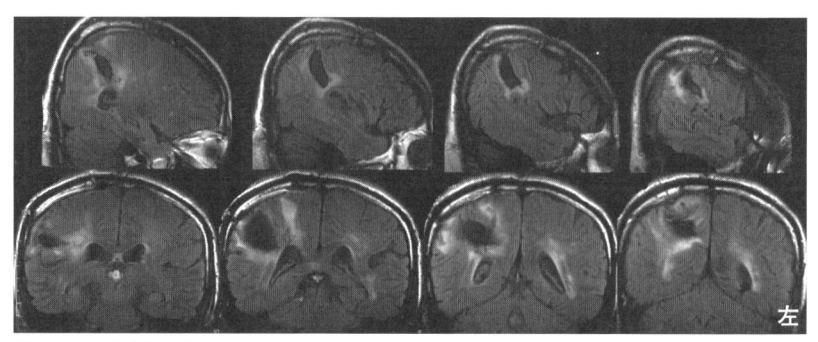

図20 【症例13】MRI所見
右頭頂葉皮質・皮質下に陳旧性出血巣を認める。

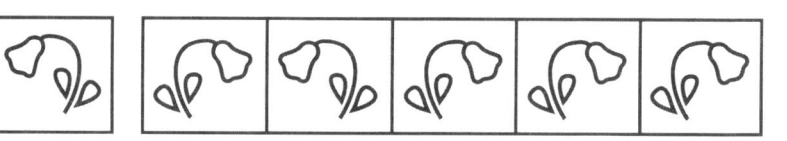

図21 【症例13】図のマッチング課題（Frostig）
左端の見本と同じ物を5肢選択で選ぶ課題だが，誤って鏡像を選んだ。

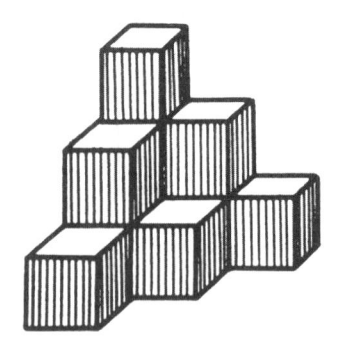

図22 【症例13】積木の個数を数える課題（Luria）
立体的に積み上がっている立方体の数を数えられない。

チングが困難であることがわかった。BentonのJudgment of line orientationでは，十分に時間をかけて取り組んだにもかかわらず，30問中半分しか正答できなかった。患者はこんな簡単な課題なのに混乱すると

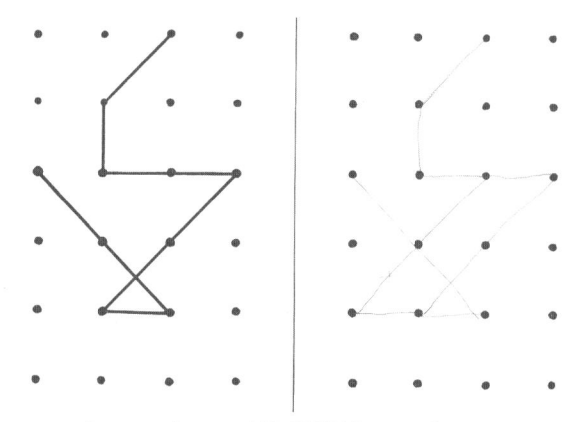

図23 【症例13】図の模写課題（Frostig）
空間内での位置の把握が難しい。

言って驚いていた。Frostigの視知覚発達検査では，サンプルと同じものを選択する課題で鏡像を選んでしまい，誤りに気づかなかった（図21）。この課題では正答した問いでも非常に時間がかかった。重なっている積木の数を答える検査では，積み方がやや複雑になると，背後にある積木の数を正確に数えることが難しくなった（図22）[57]。このように本例では全般性注意や一般的な知能はよく保たれているが，視空間性認知能力が障害されていることがわかった。

　視空間性認知を基盤に能動的行為を行う課題ではさらに障害が目立った。ごく単純な模写でも空間内での位置関係の把握が必要な場合は誤りがみられた（図23）。Luriaのメンタルローテーション課題では，"底辺に近い狭い角だから……"などと言語化して解こうとしたが，10問中1問しか正答に至らなかった（図24）。WAIS-Rでも積木課題が評価点5と低下しており，パターンの構成が不良であった。

　以上のような視覚イメージの操作障害を伴ういわゆる構成障害は右頭頂葉病巣がもっとも関連していると考えられる。このような症例ではアナログ時計の読みや描画に障害が認められることが多い。

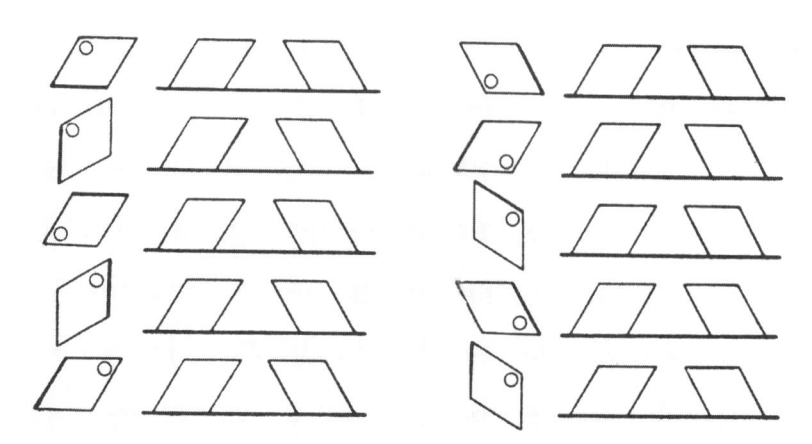

図 24　【症例 13】メンタルローテーション課題（Luria）
各課題の左端の平行四辺形に描いてある丸が，その右にある 2 つの平行四辺形の一方のどの位置に来るかを答える課題。太線が底辺を示す。平行四辺形をイメージとして回転させる必要があるため，ほとんど正解できなかった。

E. 視覚運動性失調
　　（Visuomotor Ataxia）

　空間内の目標物に手で到達できない症状を指す。2 つの混同しやすい症候があるので，ここで整理しておく。視覚運動性失調は対象が注視点上にないとき，すなわち周辺視野にあるものにうまく到達できない症状である。後述する Bálint 症候群における視覚失調は，対象を注視してもうまく到達できない症状で，鑑別が必要である。両者で責任病巣も異なる。視覚運動性失調は一側の上頭頂小葉病変で対側視野，対側上肢に優位な症状が出現する。一方，視覚失調は両側頭頂後頭葉病変で生じる。

(((((症例 14 ● 食事は集中して ─視覚運動性失調 (((((((((((((((((
　56 歳　右利き女性
　主訴：（家族から見て）おかずがうまくつまめない。
　現病歴：3 年前に腹膜癌で加療。6 か月前，嘔気，嘔吐のため近医入院。

頭部 CT で小脳虫部に転移性腫瘍が見つかり，切除術を施行．術後に出現した体幹失調は徐々に軽減した．食事も独力でとれるようになったが，皆とおしゃべりしながら食べているときなど，箸がおかずからずれていることに家族が気づいた．また，自分の名前を書こうとすると字が重なってしまうようになった．
神経放射線学的所見：MRI では，左小脳半球から虫部にかけて腫瘍切除巣を認めた．さらに両側頭頂後頭葉に対称的な白質主体の病巣がみられ，薬剤性白質脳症と考えられた．
神経学的所見：意識清明．軽度体幹失調を認めた．視力，視野，眼球運動は正常だった．
神経心理学的所見：診察には協力的だった．書字をさせると字画がばらばらになったり，文字と文字が重なったりした（同時失認）．実物や線画の呼称は良好で，形態認知は保たれていた．また鏡像の弁別や大小の判断も可能だった．

一方，正面を固視させて周辺視野にある刺激をつかませようとすると視野や使用手にかかわらず大きくずれた．対象を注視すれば，ずれずにつかむことが可能だった．家族の観察でも，しゃべりながら食事をするときには特に箸が大きくずれることが多かった．

本例は両側頭頂葉（特に上頭頂小葉）の病変により，両視野両手に視覚性運動失調が出現したものと考えられる．片側頭頂葉病巣の場合は対側視野，対側手で特にずれが大きくなる．

F．着衣失行

麻痺や感覚障害がないか，さほどでもないのに，うまく服が着られず，上下・左右を間違えたり，袖に首を通そうとしたりして立ち往生してしまう症状を着衣失行という．着衣失行の発症メカニズムはひとつではない．そのうちの大きな要因の 1 つは，空間的に形の定まらない衣類と自分の身

体部位の関係がわからなくなることである。衣服は人の身体が中に入ってはじめて立体となる。畳まれた衣類は平面的で，持ち上げればだらっとぶら下がる。したがって，その衣類を身にまとうためには，立体の衣類をイメージし，それに自らの身体部位を合わせていかなければならない。

　上着の場合は，衣類が背中側にまわると視覚的手がかりがなくなるから，自分のイメージと触覚が頼りになる。これがかなり複雑な過程であることは，幼児が着衣の修得にかなりの時間を要することからもわかる。

　また，着衣失行と区別すべきものとして，半側空間無視や半側身体失認があると，衣類の片側に気づかなかったり，一側の身体部位を無視してしまってうまく服が着られない状態になることがある。

　着衣失行の責任病巣は右頭頂葉，特に右下頭頂小葉が中心である。この部位は対象の視空間的認知に関連しているが，さらに，対象と自己身体との関連の認知にも重要な部位と考えられる。

症例15　やわらかな服—着衣失行[58]

56歳　右利き男性
主訴：服が着られない
現病歴：左下肢の脱力と左上肢のしびれで発症。脳梗塞の診断で保存的に加療を受けた。退院後も着衣の困難さが続くため当科受診した。
神経学放射線学的所見：MRIでは右側の上頭頂小葉・角回の一部，半卵円中心に梗塞巣を認めた。
精神的所見：意識清明。神経学的に軽度の左片麻痺を認めるが，手指分離運動も可能。尺骨神経麻痺による右前腕以下の感覚低下以外には，感覚障害はなかった。
神経心理学的所見：見当識は正常だったが，順唱5桁と軽度低下していた。着衣障害，構成障害，ごく軽度の左半側空間無視を認めた。健忘，失語，肢節運動性失行，観念運動性失行，観念性失行，視覚運動性失調はいずれも認めなかった。立体覚，位置覚，二点識別覚などの高次体性感覚も正常だった。神経心理学的検査ではWAIS-Rで言語性IQが94

に対し，動作性IQは53と低下していた．Judgment of line orientation 検査（図12）は，練習課題もできなかった．

着衣障害は日常生活で明らかで，上衣，下衣，下着，ネクタイすべてにみられた．上衣は左手から通すように訓練されていたため，そこから始めるが，その後で服を背中にまわすことや右側の袖を通すことができず混乱した．衣服の左右を誤ることも多かった．

一方，目の前に広げられた洋服を見て，えりや袖などの部分を指したり，口頭で言われた身体部位を指さすことは可能であった．また，着衣の手順を口頭で述べたり，人形に服を着せることはできた．

正像とそれを回転させた像を見て，対応する場所を指示したり，回転させた文字が正像か鏡像かを判断することは困難だった．

本例では，眼前のものが回転したり，変形したり，見えなくなったりしたときに，その形をイメージすることが困難であると考えられた．経時的に変化する服の形状や空間的位置と自己身体との空間的関係を把握することも同様に障害されていると考えられた．

G. 自己身体定位障害

自己身体定位障害は，家具や周囲のものとの関連で自分の身体を定位できない状態である．アルツハイマー病（posterior cortical atrophy型）での記載が多い[59]．

症例16 ● トイレの座り方—自己身体定位障害①
52歳　右利き男性　大工[60]
主訴：目がおかしい．漢字が書けない．計算ができない．
現病歴：2年前より，ときどき木材を間違った長さに切ったり，漢字が書けない症状が出現し，徐々に増悪．"目がおかしい"と言って，大工

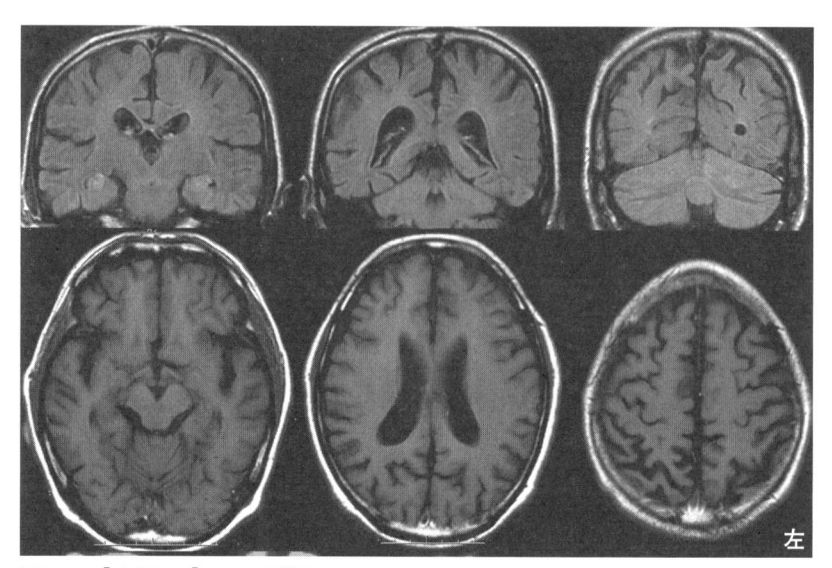

図 25 【症例 16】MRI 所見
両側頭頂葉の萎縮を認める（文献 60 より改変）。

としての仕事をやめた。その後，計算もうまくできなくなった。精査のため，当科入院。

神経放射線学的所見：MRI では，右に強い両側頭頂葉の萎縮を認めた（図 25）。

神経学的所見：意識清明。神経学的には異常所見なし。視力，視野，眼球運動正常。

神経心理学的所見：見当識良好。順唱は 3，空間性スパンは 2 個と低下。言語性記憶は想起はやや低下しているが，再認は良好。WAIS-R 言語性 IQ は 81，動作性 IQ は 47 と，非言語性課題が対象の視覚性認知および視覚性注意の障害のため低下していた。

さらに，自己身体と対象の空間的関係の把握も障害されていた。診察室で椅子を勧められても，診察者を向いて丸椅子にうまく腰掛けることができない。手を取って椅子に触らせると，それを辿って腰掛けられ

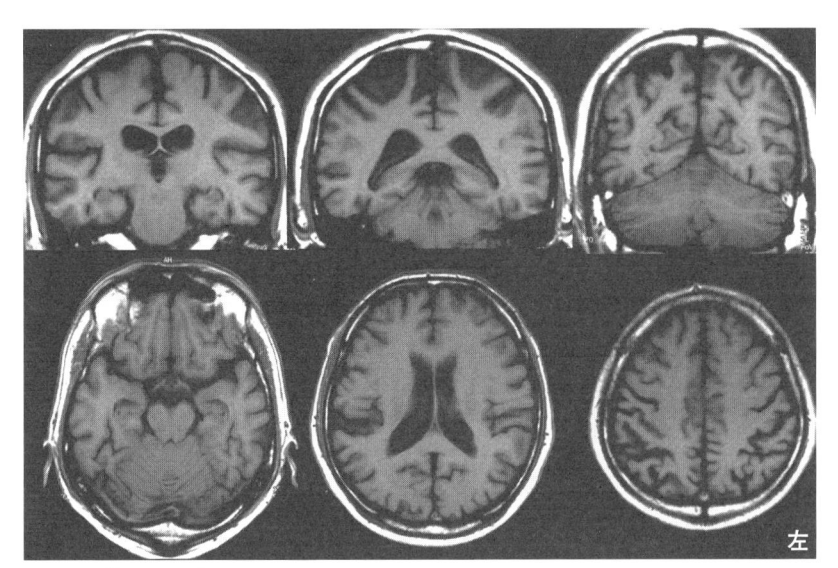

図 26 【症例 17】MRI 所見
右優位の両側頭頂葉の萎縮を認める。

る。家では洋式トイレに座るのが一苦労である。独力では無理で、妻がまずトイレの前に誘導して真正面に立たせ、回れ右をしてから腰の位置を調整して腰掛けさせる。独力だと腰の位置がずれたり、向きが正しくないため周囲を汚してしまうことになる。

症例 17 ● まっすぐに寝る方法——自己身体定位障害②

49歳 右利き男性 建築現場監督[60]

主訴：字がまっすぐに書けない。漢字がうまく書けない。

現病歴：1年ほど前から、漢字の形がとれず、また文字列が曲がってしまうようになった。近医にて構成障害を指摘され、精査のため当科入院。

神経放射線学的所見：MRIでは、右に強い両側頭頂葉の萎縮を認めた（図26）。

神経学的所見：神経学的には異常所見なし。視力，視野，眼球運動正常。
神経心理学的所見：見当識良好。順唱は5，空間性スパンは1個と低下していた。言語性記憶で想起は正常範囲であった。WAIS-Rでは言語性IQ 116，動作性IQ 47と非言語性課題が視覚性認知および視覚性注意の障害のため低下していた。

退院後の妻の話では，患者は布団を部屋に対してまっすぐに敷けなかった。また，布団に対して枕を正しい位置に置くことができず曲がってしまう。自分が寝るときには，布団の長辺に平行に寝ることができず，頭や足がはみ出す。自分で何度修正を試みても，妻の助けなしには直せない。これは自己身体定位障害と考えられる。

この症例は，広い空間内に布団を配置すること，ものともの（布団と枕）の位置関係を正しく定位すること，自己身体と布団の位置関係を正しく定位すること，いずれのレベルの空間内定位にも障害がみられた。

H. 地誌的失見当

地誌的失見当とは，よく知った場所で道に迷うという症状である。視空間認知障害のうち，自分が歩き回れる広い範囲で障害が露見することが特徴である。これまで述べてきた症状の多くが，机上もしくは自分の身体の周囲で生じるのと対照的である。地誌的失見当は大きく「道順障害」と「街並失認」の2つに分けられる[22,61]。街並失認については前章で述べた。

道順障害では，自分が辿った道順をまとめて，その領域全体を上の方から眺めたイメージ（俯瞰図）を形成すること，離れた2つの場所の位置関係を把握することが難しくなる。ある場所に立って一度に見渡すことができない複数の地点の位置関係は，自分が動き回った経験をもとに再構成しないとはっきりしない。

自分が動き回った記憶はあくまで風景の連続としてのものである。また，言語的に「花屋の角を右に曲がり，その先3つ目の角を左に曲がる」

と記憶したとしても，点と線で結ばれているだけで，平面に落とし込んだときの位置関係はわからない．健常者でもいわゆる方向音痴の人は，このような俯瞰図の形成が不得意な人であろう．どのような方略で道順を覚えるかは個人差があると考えられる．

さらに，道順を覚え，その道に習熟するにつれ，方略が変わっていくこともあり得る．すなわち，はじめは俯瞰図をもとに道を辿っていても，慣れるにつれ，風景と進行方向の連合の時間的な系列として，あまり意識されずに処理される可能性がある．毎日通い慣れた道であれば，その付近全体の俯瞰図を意識しなくても進むことができる．その場合でも，目的地のおおよその方向を知るナビゲーション能力は無意識のうちに働いていると考えられる．

したがって，病前によく知っていた場所で迷う場合は，道順障害がどのレベルでの障害に起因するのか調べる必要がある．すでに形成された俯瞰図の想起は熟知した場所の地図や見取図を描かせることである程度判断できる．また，あらたな俯瞰図を形成できるかどうかは，発症後に入院した病棟の地図を描かせることで検査する．また，発症後どのような方略で道順を覚えているかを問うことも大切である．

発症前の方法で覚えられないので，患者自身がさまざまな工夫をこらしていることが多い．言語化して覚えるという方法，曲がり角の風景と曲がる方向の連合を順番に覚えていく方法，看板や案内板に頼る方法，あまり広くない場所では目的地に目印となるマークをつけ，それを探す方法などいろいろである．いずれの方法でも，以前は苦労なく覚えられた道順を多大な努力と工夫で覚えることになる．

このような道順障害の責任病巣としては脳梁膨大部後域が知られている．右側（言語非優位半球）の脳梁膨大部後域で生じている報告が多いが[62]，筆者らの経験では左側でも同様の道順障害を呈する例がある（column 文明の利器 カーナビゲーション，p59参照）．

神経機能画像法による研究では，コンピュータによる仮想都市で道を探す課題を用い，海馬（特に右）の賦活と道を探す能力が相関すると報告さ

れている。しかし，仮想都市を用いていることにより，自分の身体を動かさない一般的な視空間記憶の課題に類似した結果となった可能性がある[63]。

一方，動物実験では，仮想空間で道を辿っているサルの内側頭頂葉の神経細胞の活動を記録し，特定の場所で特定の動きをする場合にのみ活動する神経細胞を見出した[64]。ヒトでも同種の神経細胞があり，その機能が障害されると，熟知した道でも迷うようになるのかもしれない。俯瞰図を形成したり，想起したりする機能が，それとは別に存在するかどうかはまだわかっていない。

症例18 ● 我が家を眺めると──建物の向きの判断障害[65]

70歳　右利き女性

主訴：道に迷う。

現病歴：夜間睡眠中に頭痛で覚醒。嘔気もあったためトイレに行こうとしたが，トイレの場所がわからず，すべてのドアを端から空けてみた。翌朝になっても頭痛が治まらないため，徒歩10分ほどのかかりつけ医へ行こうとしたが，道に迷ってしまい3時間以上も歩き続けた。途方にくれて近くの店に入り，電話を借りて自宅に連絡した。自分が市内のどのあたりにいるかは家人に伝えることができた。頭痛が持続し，左上肢の軽いしびれもあったため，翌週近医受診した。脳出血の診断で保存的治療を受けたが，症状が残存したため来院。

神経放射線学的所見：MRIでは，右楔前部から脳梁膨大後域にかけて陳旧性脳出血を認めた（**図27**）。

神経学的所見：意識清明。左下四分盲，ごく軽度の左片麻痺を認めた。

神経心理学的所見：順唱は5，タッピングスパンは4。地誌的失見当，左上視野での視覚運動失調を認めた。WAIS-Rでは言語性IQ 103，動作性IQ 86。WMS-Rで言語性記憶指数104，視覚性記憶指数125，遅延再生118と正常範囲であった。

高次視覚機能に関しては大きな問題はなかった。地誌的失見当につい

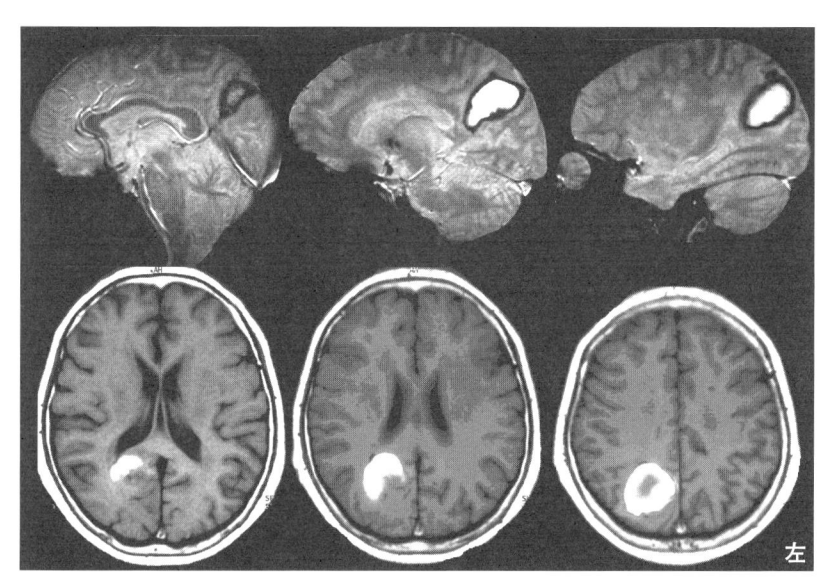

図27 【症例18】MRI 所見
右楔前部から脳梁膨大後域にかけて陳旧性出血巣を認める。

て以下の検討を行った．街並の認知は，有名な建物や風景に関しては保たれていた．ところが，自宅の写真を見せると，自宅であることはわかるが，自宅をどの方向から見た写真かが判断できなかった．

　日用物品や積木をどの方向から見たかは正しく判断できた．また，病院の構内を地図を見ながら目的地まで歩く課題では，現在地がどこかわからず，目的地まで行くのに何度も行ったり来たりした．自分が見ている建物が地図上のどの建物に相当するか，その建物のどちら側にいるかが判断できなかった．

　これら以外の地誌的見当識に関わる機能は保たれていた．自宅の間取り図は誤りなく描け，自宅からかかりつけ医までの道順を正しく述べることができた．病院内のいくつかの場所への行き方も地図に正しく記載した．東西南北の関係や，地図を辿ったときにどちら側に曲がるかも正しく答えることができた．

本例では，俯瞰図を想起したり，形成したりする能力には障害がなく，街並の認知には問題なかった。しかし，建物をどの方角から見ているかがわからないため，その建物からどの方向に進めばよいのか判断できなかったと考えられる。動作を行うための視空間情報を処理するのが頭頂葉の基本的はたらきの1つであり，内側面は特に個体の移動を伴う行為のために視空間情報を活用する機能があることが示唆される。

症例19 ● うなぎの寝床―道順障害

58歳　右利き男性

主訴：道に迷う。字が読めない。

現病歴：ある晩，町の会合が開かれる会場へ向かう途中，急に道がわからなくなった。おかしいと思いながら道路端に停車し，しばらく休んだ。会場には具合が悪いので会合を欠席する旨，携帯電話で伝えた。30分ほど休んで帰宅しようとしたが，どの方角に行くべきか皆目見当がつかなかった。自宅が近くであることはわかっていたので，ぐるぐる走り回っていると，よく知っている交差点に出た。その交差点からはどちらに曲がるかわかり，どうにか家にたどり着いた。近医受診し，脳梗塞の診断で保存的治療を受けたが，病棟でもトイレから自分の部屋に戻れないなどの症状がみられたため，来院。

神経放射線学的所見：MRIでは，左後頭葉内側面から海馬傍回にかけてと，右舌状回に梗塞巣を認めた。MRAで両側内頸動脈狭窄を認めた。

神経学的所見：意識清明。右同名性半盲，左上四分盲を認めた。

神経心理学的所見：意識清明だが，順唱は4とやや低下し，全般性注意の低下が示唆された。地誌的失見当，視空間認知障害，軽度健忘，軽度失名辞(呼称障害)を認めた。

地誌的失見当について以下の検討を行った。**図28-a**は発症2か月目に描いた自宅一階の間取り図である。まるでウナギの寝床のように部屋が一列に配置されている。患者は"こんなに一列につながるのはおかしい"と思いながら描いたと言うが，口頭でも配置を説明できなかった。

H. 地誌的失見当   57

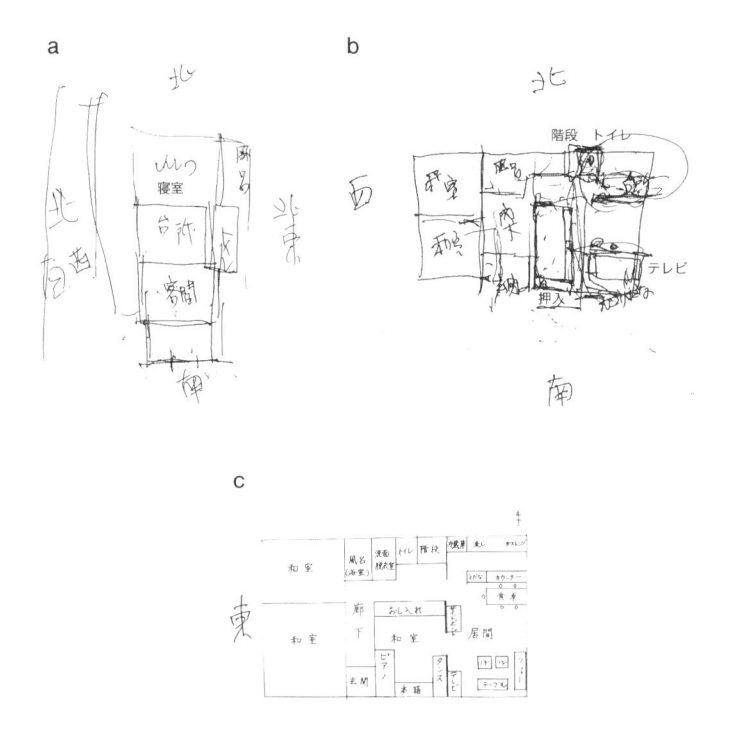

図 28 【症例 19】自宅の間取り図の描画
a：発症 2 か月目。居室が一列に並んでいる。b：発症 2.5 か月目。c：家人の描いた実際の間取り図。

　図 28-b はその約 2 週間後に描いたもので，この間，外泊の度に間取りを確認して何度も描く練習をしていた。おおまかな部屋の配置はほぼ描けているが，部屋の内部の押入や家具の配置がずれ，回転したりしているのがわかる。また，毎日車で通勤していた職場までの道順を口頭で述べたり，地図上に記入したり，およその方角を答えることもできなかった。
　発症後に新たに経験した空間の配置も覚えられず，毎日行っている検査室への行き方を描くことはできなかった。検査室に行く場合は，自分の病室の出入り口まで行って，廊下の風景をじっくり眺めてから目立つ

ものを手がかりにどちらに曲がるかを決めていた．また，パソコン上で曲がり角が2箇所だけの3D迷路を見せ，どんな経路を通ったかを描かせる課題でも，4回目でやっと成功した．

さらに，地誌的なもののイメージの想起が不良で，自宅や職場の外観の特徴を全く述べることができなかった．これは有名人の顔の特徴を詳細に述べることができるのと対照的だった．視覚性記憶に関しては，机上にある升目上のものの位置は正確に覚えられるのに対し，検査室にある家具の配置は不正確にしか想起できなかった．

このように，この患者の地誌的失見当の特徴は，自分が移動できるくらい広い空間にある3次元対象の視空間的関係を把握・記銘すること，それを想起することの障害であると考えられた．

I. 道具使用の障害

これまで，道具使用の障害は"失行"の範疇でとらえられてきた．すなわち，麻痺や感覚障害，道具の失認などがないのに道具をうまく使えない状態は観念性失行と呼ばれる[66]．それに対し，道具をもたずに，使用するジェスチャーをすることができない状態を観念運動性失行と呼ぶ．

道具使用は複雑な行為である．まず，道具を見て，それが何であり，何のために使うものか，道具そのものに関する概念的知識を想起しなくてはならない．さらに道具のどの部分をどのように把握するか，そしてどの対象に向けてどのような動きをすべきかという道具の運動的知識を想起し，さらに道具と身体部位の視空間関係を把握して，実行に移すことになる．したがって，観念性失行とひとくくりに言っても，障害されているレベルはいくつかに分かれるはずである．ここでは，主に視空間認知機能の障害が道具使用に影響した例を紹介する．

症例20 ● 眼鏡は顔に
— 使用失行または"観念性失行"[67]

83歳　右利き女性。

主訴：眼鏡などが使えない

既往歴：62歳より糖尿病で加療。

生活歴：教育歴14年。入院前は家事をすべて行い，ADLは自立していた。

現病歴：某年秋頃より軽い物忘れが出現。12月に書字が下手になっているのに家人が気づいた。12/25 左側頭部痛があり近医でCTを撮影したが，明らかな異常はなかった。12/27，箸や眼鏡の使い方がわからず，

> **column　文明の利器　カーナビゲーション** ―道順障害
>
> 　42歳右利き男性。自動車販売営業所所長である。後頭部痛にて発症。脳出血の診断で保存的治療を受け，1か月後に後遺症なしということで退院。ところが，復職後，職場に行こうとして道に迷う，駐車場で自分の車を探せないなどが明らかとなり，半年後に当科受診した。MRIにて脳梁膨大部左側と左脳梁膨大後域に限局した病巣を認めた。
>
> 　神経学的には異常所見なし。神経心理学的には，地誌的失見当と言語性記憶の軽度低下を認めた。本例は仕事柄，運転する機会が多く，病前は一度行った場所は地図を見なくても迷わずに行くことができた。本人によれば"病前は考えなくても大体の方角はわかった"。発症後は，"風景は思い出せるが細切れで，この道路を運転して行ったらどこに着くか検討がつかない"状態が3年以上持続している。
>
> 　検査上，病院のロビーで受付，外来，電話などの位置を学習しても5分後には想起できない状態。"一度検査室に入ってしまうと，部屋を出てどちらに玄関があるかなど全く思い浮かばない"と言う。本例はカーナビゲーションを使って新しい職場に2か月通勤した後，同じ道であれば風景を頼りにナビゲーションなしでも行けるようになった。仕事上，どこかに出かけるときは常に往復ともナビゲーションに頼っている。
>
> 　本例は広い空間の俯瞰図の想起，形成の障害が残存したが，その機能をカーナビゲーションに代行してもらうことにより職場復帰が可能になった。このように，比較的限局した機能が障害された場合は，その機能をコンピュータなどで肩代わりさせる工夫が，今後増えていくかもしれない。

喚語困難も出現した。2週間後に近医で脳梗塞と診断され，1か月後に当院へ来院した。

神経放射線学的所見：MRIでは左後頭葉内側面，下頭頂小葉皮質下に梗塞巣を認めた。SPECTでは左側頭頂後頭葉に灌流低下がみられた。

神経学的所見：意識清明，右同名性半盲，右下肢軽度筋力低下，両側アキレス腱反射消失を認めた。

神経心理学的所見：数唱4桁。軽い超皮質性感覚失語（読み書きの障害は重度），失算，観念性失行，身体失認，右半側空間無視，構成障害を認めた。WAIS-R で PIQ 60 であった。

物品の視覚性認知が保たれていることは，以下の検査で確認された。名前を聞いて対応する物品を指示する課題では28/28，道具の使用目的を聞いて当てはまるものを指示する課題では16/18，一緒に使う道具を組み合わせる課題では7/8の正答だった。また，物品の使用動作の理解も保たれていることがわかった。検者が物品を使っているのを見て，正しく使っているかどうか判断する課題では62/64，検者が物品を使うパントマイムを見て，対応する物品を選ぶ課題は全問正答（15/15），物品を見て，それを使っているパントマイムを選ぶ課題では14/15正答した。

一方，実際に自分で物品を使おうとすると困惑し，名前のヒントがあっても1/8，使用法を口頭で説明しても2/8と，ほとんど正しく使うことができなかった。検者が実際に道具を使って見せてそれを真似する課題では，各身体部位の姿態やその位置を確認しながら行い，最終的には半分正答したものの非常に時間がかかった。信号動作や無意味肢位パターンの模倣はすべて可能だった。口舌顔面失行はなかった。身体部位失認がみられ，姿勢が異なると，検者と自分の身体部位を対応することが困難だった。

本例は道具の使用法の想起障害があり，また模倣においては道具と身体部位の視空間関係を把握することが困難であると考えられた。

J. 計算の障害

　数字は他の文字同様シンボルであり，「数」の概念を表す。しかし，平仮名や漢字の操作があまり空間的能力を必要としないのに対し，数字や計算は空間的把握が欠かせない。すなわち位取りや繰り上がり，繰り下がりの操作は，空間的にとらえたほうがずっと容易である。3333という数字のそれぞれの3が異なる値を示すことは，位取りの概念がないと理解できない。最初の3は最後の3の1000倍の値である。

　計算ができなくなる失算には，いろいろな原因がある。数概念が障害されたり，計算の操作そのものがわからなくなる真の失算，失語に伴いシンボル操作が障害される失算，数字の読みが障害される失読性失算，数字の書字に障害が出る失書性失算，注意障害や保続などに伴う失算，視空間認知障害に伴う失算に分けられる[68]。

　この中で，視空間認知障害が関連する失算は，位取りや縦書き計算で位を合わせていくことが難しい。たとえば，2桁×2桁の乗算をする場合，どの数値を掛け合わせるかはわかり，九九も正しく言えるが，九九の答えをどの位置に書いて，どのように足し合わせたらよいのかわからず混乱する。繰り上がる分についてもどの数字に足したらよいかわからない。暗算の場合にも，数字の位取りのイメージなしに繰り上がりや繰り下がりを行うのは，効率が悪いことが多い。右頭頂葉病巣による空間性失算に関する詳しい報告は少ない。筆算による掛け算だけで視空間的関係を用いる障害を示す例が報告されている[69]。

　神経機能画像のデータでは，頭頂間溝，角回，上頭頂小葉が計算課題に関連して賦活されている[70]。特に，両側の頭頂間溝の賦活は計算に特異的であると考えられている[71]。また，左角回は数処理の言語的側面[72]に，上頭頂小葉後部は計算の視空間的処理，注意，空間性作業記憶に関連して賦活される[73]。

症例21　23 と 32 の違い

53 歳　右利き男性

主訴：話しにくい

現病歴：妻と待ち合わせて食事に行こうとしたとき，言葉がうまく話せないのに気づかれ，救急車で搬送された。MRI にて脳梗塞を認め，即日入院し，保存的に治療された。

神経放射線学的所見：頭部 MRI では左前頭前野，左頭頂葉皮質下，左尾状核頭部に梗塞巣を認めた。脳血管撮影で左内頸動脈閉塞を認めた。SPECT では左内頸動脈領域の安静時血流が有意に低下していたが，ダイアモックス®負荷にて循環予備能は保たれていた。

神経学的所見：失語，失算を除き，明らかな異常所見なし。

神経心理学的所見：軽い減弱型反響言語を伴う超皮質性運動失語を呈した。数の扱いが不良で，計算は暗算，筆算ともに障害されていた。

　数の大小判断は，10 までの数および 300 と 600 の比較は可能であった。しかし 23 と 32 の大小は，聴いても文字で見ても判断できず，混乱した（図 29-a）。また，数字の書取は 5032 のように桁数が少し多くなり，飛び値があると困難であった（図 29-b）。掛け算は一桁同士の計算以外は

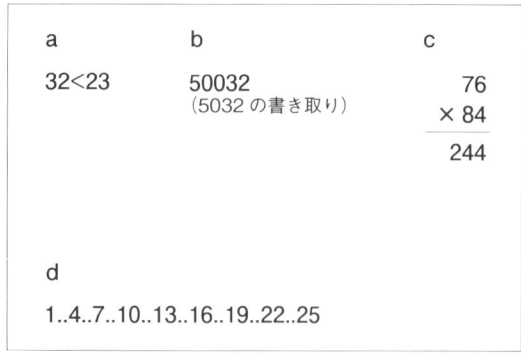

```
a            b                      c
32<23        50032                     76
             (5032 の書き取り)        ×84
                                     244


d
1..4..7..10..13..16..19..22..25
```

図 29　【症例 21】数の扱い
a：大小の判断。b：数字の書取。c：2 桁同士の掛け算。d：1 から 3 つずつ足していく課題。ドットを打って数えていく。

困難（図29-c）。100から7ずつ暗算で引く課題は，時間をかけて93のみ正答した。1から3ずつ足していく筆算は，間に2個ずつドットを打って数を数えることにより可能であった（図29-d）。

K. 空間関係の言語的理解

　前後左右などの空間関係は言語的に表現することができる。実際に対象を空間内で操作することには問題がないのに，空間関係を言語で表現したり，理解したりすることが難しくなる場合がある。このような症例では「いとこ」のような家系図の空間的イメージを必要とする単語の理解も不良である。このような障害では，文法的に複雑でも空間関係を含まない文の理解は可能で，左右の認知にも障害がない。左頭頂葉病巣に関連した症状である。実際の視空間操作にかかわる機能は右頭頂葉を主とし，それに対応する言語的機能とも考えられる。

症例22 ● 丸は三角の左

53歳　右利き男性

神経心理学的所見：症例21と同一症例なので，一般的所見はそちらを参照。言語的には，発症2か月後に標準失語症検査で全て正常範囲内。構文検査でも異常を検出できないレベルまで回復した。長い文章で的確に説明することが困難であるが，日常的には明らかな異常を認めなかった。一方，以下のように2つのものの空間関係を理解することの障害を示した。

　まず図30-bを見せ，右にあるのは何か，左にあるのは何かと質問したところ，右にあるのは丸，左にあるのは三角と即答した。その後，「三角は丸の左にある。a, b のどちらか」，と聞くと，かなり熟慮した結果，aと答えた。何度か繰り返しても，訂正はできなかった。同様な質問ではチャンスレベルでしか正答できなかった。一方，「三角は丸より大き

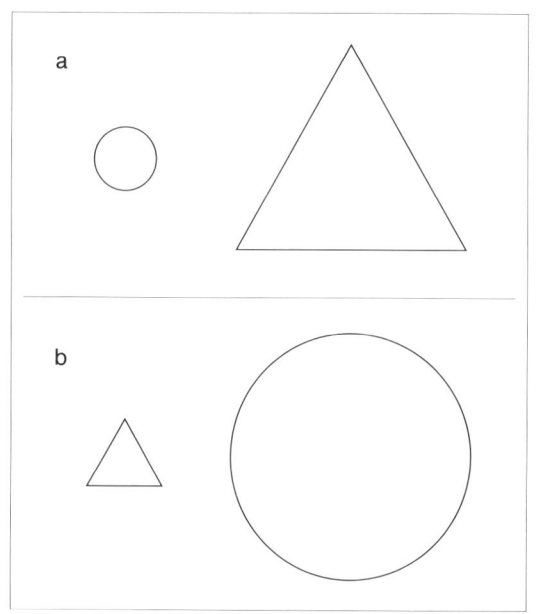

図 30 【症例 22】空間関係を含む聴覚性理解課題
（本文参照）

い。a, b のどちらか」という大小を判断させる課題は，全問正答した。いとこや姪など親族関係に関する言葉の理解や説明も障害されていた。家系図を描いて，これとこれがいとこです，と述べることは，時間をかければ可能であった。

このように，本例では構文の理解や，長い文の理解の障害に帰せない空間関係の言語的理解の障害があると考えられた。

第 3 章
視覚性注意とその障害

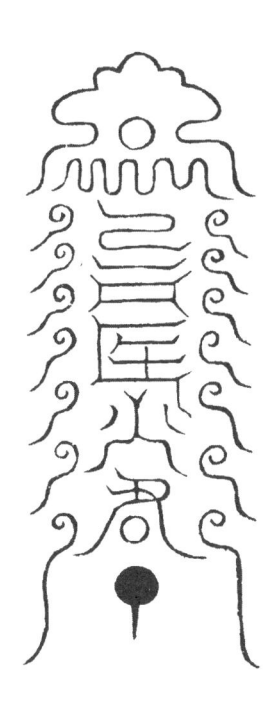

A. 視覚性注意

　注意は，選択のためのメカニズムである．外界にはさまざまな刺激がうずまいている．それらすべての情報を一様に処理することは不可能であり，もしできたとしても非常に効率が悪い．そこで個体にとって最も有用な情報を選択して，より迅速で精細な分析を可能にするのが注意のはたらきである．視覚性注意は網膜に到達した情報のうち必要なものを時々刻々選択し処理を進めるいわばフィルターの役目をもつ．注意は決して静的なものではなく，状況に応じてダイナミックに変化する．

　正常な注意は，選択性，持続性，転導性，多方向性，感受性という五大機能をもつといわれており，脳損傷により種々の破綻をきたす．転導性が過度に亢進して持続性が失われると，1つの対象に注意を向けて処理を続けることが難しくなる．例えば，病室に人が入ってくるたびに診察者から目を離してそちらを見てしまう．一方，多方向性と転導性が失われると，一度注意を向けた対象にのみ注意が集中し，複数の対象の認知が難しくなる．視覚性注意は以下のような視点から分けることができる．

1）受動的注意と能動的注意

　蝶が視界に入ってくると，否応なしにそこに視線が向く．これが受動的注意である．すなわち外的な刺激によって注意が喚起されることである．通常は視線の移動と身体の向き直りなどの定位反応（orienting response）を伴う．

　一方，能動的注意とは，随意的に特定の対象やその属性に対し，注意を向けることである．したがって，受動的注意はボトムアップ，能動的注意はトップダウンの処理ということになる．

　日常生活で考えても，能動的注意は受動的注意によって容易にそらされる．たとえば，黒板に集中して授業を聞いている学生も，突然窓から鳩が

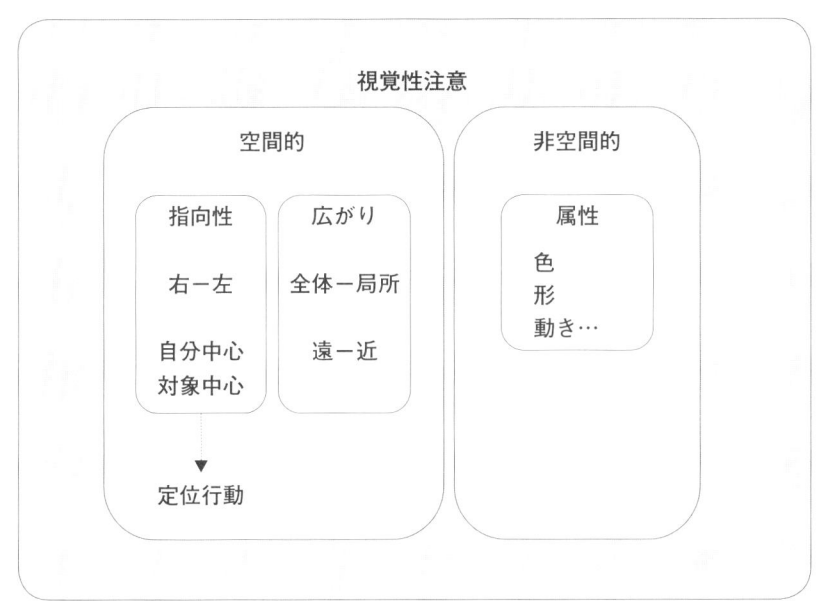

図31 視覚性注意

舞い込んでくれば,そちらを見るだろう.実験的にも受動的注意の優位性が示されている[74].しかし,やがて黒板に注意をもどすことができることから,受動的注意による干渉は一過性であることがわかる.

2) 空間的注意と非空間的注意

視覚性注意には,広がりと指向性(方向性)をもつ空間的注意と,1つの対象の属性に向けられる非空間的注意がある(図31).空間的注意が正常である場合,周囲全体に注意を払いつつ,特定の対象・空間に向けた指向性のある注意をはたらかせることができる.

一定の方向に対して注意を向ける指向性注意は,自分の身体を基準とする枠組み(body-centered reference frame, egocentric),対象を基準とする枠組み(stimulus-centered reference frame, allocentric)をもつ[75].たとえば,自分の身体を中心として左側の空間に注意を向けるのが自己身体

中心軸，見ている視覚対象の左側に注意を向けるのが対象中心軸である．

　空間的注意はまた，対象の全体および局所に向けられる．車全体を見る場合と，ナンバープレートのような局所に注意を注ぐ場合である．どんな車種かを判断する場合には車全体に，自分の家族の車であるかどうかを確かめるためにはナンバープレートに注意を向ける．必要とされる処理によって臨機応変に視覚性注意の範囲を変化させ，視覚情報を効率的に意識に上らせる．

　さらに，手の届く範囲に対する注意およびそれより広い歩き回れる範囲への注意も区別される．これは，次にくる行為と密接に関係している．すなわち手で対象をつかもうとするか，身体全体の移動を伴って接近または回避するかという違いがある．

　一方，1つの視覚対象は，かたち，色，動き，質感などさまざまな属性をもつ．その中の1つの属性に注意を向けるのが非空間的注意である．例えば，器の中のイチゴから傷んだものを選り分けるときは，その色や質感という属性に注意を向ける．

　視覚性注意は以上のように分けて考えられるが，視覚性注意をどうやってつかまえることができるだろうか．視覚性注意には実体がなく，直接測ることができない．しかも，視覚性注意のコントロールは，随意的な部分もあるが，多くは意識されない．したがって，視覚性注意を知るためには，その作用により視覚性認知がどのように変化するかを観察するしかない．例えば，Hikosaka らは指向性注意によって起こる"動きの錯視"を利用した巧妙な実験を報告している[76]．また，脳損傷の際の視覚性認知を観察することによって，ヒトにおける視覚性注意のはたらきやその神経基盤を探るヒントが得られる．

　視覚性注意が，(1) 視覚対象の"なに"を選択するのか：空間，属性，ものなど，(2) 視覚認知のどのレベルに作用するのか，(3) どのような神経ネットワークから立ち上がってくるのか，という問題は少しずつ明らかになってきている[77]．

3）時間的問題―パラパラ漫画

　普通に覚醒しているとき，我々は自分の周囲にある視覚情報を連続的に受け取っていると感じている．しかし，実際はそうでもないことがわかってきた．ここに1つのおもしろい実験がある．被検者の正面に1文字が次々と短い呈示時間で表示される．文字は黒で書かれているが，中に白文字が混じっている．半分の試行ではこの白文字の次に特定の文字（例えば'す'）が現れる．二重課題の場合は，被検者は「白で書かれていた文字は何でしたか．'す'は出てきましたか」と聞かれる．

　一方，単純課題では「'す'は出てきましたか」とだけ聞かれる．二重課題では，各文字の呈示時間が0.4秒以内だと，'す'に気づかない確率が高まる．一方，単純課題ではそのようなことは生じない．このようにある視覚刺激に注意を向けると，その直後に呈示された刺激が意識に上らないことを"attentional blink"と呼ぶ．頭頂葉に病巣のある患者では呈示時間が1秒を超えても，"attentional blink"がみられるという[78]．したがって，注意を向けうる対象はパラパラ漫画のように実際は非連続的なものである．私たちが周囲の状況を連続的と感じているのは一種の錯覚と言えるかもしれない[79]．

4）同時失認（simultanagnosia）

　視覚性注意の障害を比較的純粋な形で観察できる症状である．単一対象の認知は良好であるのに，複数の視覚対象を同時に意識的に処理できない状態をさす．処理レベルにより，3つに分類される；(1) 2本の線分の長短を比較できないような，一度に単一の対象しか視覚処理できない背側型同時失認（Bálint型同時失認），(2) 逐次読みに代表されるような，複数対象をすばやく処理できず，1つひとつ処理してやっと全体の意味理解に到達する腹側型同時失認，(3) 情景画において，個々の対象の認知は良好であるのに全体としてどのような場面か理解できないWolpert型同時失認である．

a）背側型同時失認（Bálint 型同時失認）

　視覚性注意の障害により一度に1つの対象にしか注意を向けられない状態である[80]。例えば赤い三角に注意を向けると，それに接する青い三角に気づかないといった症状である。見えているものが急に消えたり現れたりすると自覚することがある。狭義の視覚処理そのものの障害ではないため，仮性（二次性）同時失認と言われることもある。Bálint 型同時失認の責任病巣は両側の頭頂後頭葉にあるため，背側型同時失認ともいう[81]。

　Bálint 症候群は，1909 年にハンガリーの医師 Rezsö Bálint が視覚性注意に障害がある例を発表したことに始まる[82]。視覚性注意障害（visual inattention）または（背側型）同時失認（simultaneous agnosia），視覚失調（optic ataxia），精神性注視麻痺（psychic paralysis of gaze）を特徴とする。

　視覚性注意障害（visual inattention）は同時失認（simultaneous agnosia）と同じ意味で使われている。視空間として同じ場所にあっても2つのものを同時に視覚的に認知できない。したがって，いくつかの線画が重なった錯綜図では，そのうちの1つにしか気づかない。

　視覚失調（optic ataxia）は注視したものに到達できない状態である。これは神経梅毒による脊髄癆性運動失調（tabetic ataxia）が，深部感覚障害により運動を制御できないのに対比した名称である。精神性注視麻痺（psychic paralysis of gaze）は視覚刺激を意図的に注視し，かつ次の視覚対象にスムーズに視線を移すことができない状態をさす。

　Bálint 症候群における"1つのもの"とは何だろうか。Bálint 症候群では，同時失認により2本の線を同時に認知できないため，2本の線の長短の比較や，2本の線が作る角度の判断が難しい。しかし，一度に認知できる"1つ"の単位は変化する。2本の線のなす角度や長短の判断ができないのに，四角形が正方形か菱形か長方形かはわかる。これらの弁別には，当然2本の線のなす角度や辺の長短の判断が必要である。辺がつながって1つの四角形として認識される場合には，これが可能になる。

　"1つ"のまとまりと認識できるのはどのような場合だろうか。1つのものとしてまとめる働き（grouping）にはいろいろな要因が影響する[83]。ま

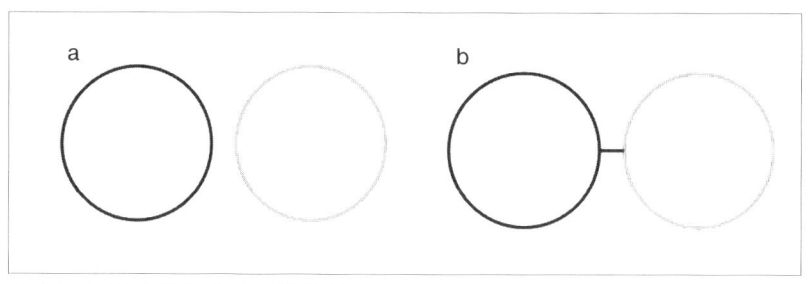

図 32　同時失認における単位性
a："2つ"のものとなるため，一方の円にしか気づかない。b："1つ"の眼鏡として認識される。

ず，色の違う2つの円は，2つと認識され，Bálint症候群では片方の円しか気づかない（図 32-a）。ところが，この2つの円を一本の線で結ぶと，全体として"1つ"となり，メガネのような形と認識できる（図 32-b）。また，2つの円を同じ色にしたり，高さの完全に揃った四角にすると，ひとまとまりとして2つとも認識される確率が高くなる。

　Holmes & Horax（1919）はBálint症候群の中心的障害は空間性失見当（spatial disorientation）であると考えた[84]。この空間性失見当はかなり広い概念で，対象の位置を口頭や指示で示せないだけでなく，動き回れる空間での失見当，すなわち前述した地誌的失見当も含んでいる。

b）腹側型同時失認

　複数対象をすばやく処理できず，1つひとつ処理してやっと全体の意味理解に到達する状態である。逐次読みを特徴とする失読を伴い，文字，画像ともに同様の傾向を示す。例えば，"し・ん・ぶ・ん"と一文字毎に読んだ後に"あ，新聞か"と理解する。

　Kinsbourne & Warrington（1963）は，タキストスコープを用いて実験を行い，単一対象の処理速度は正常なのに対し，複数対象の同時または経時的処理が遅くなることを示した[85]。同時に処理できる視覚性対象が少なくなるのは，処理容量が小さくなったためと推測された。また経時的に次々と出る視覚対象をすばやく処理できないのは，単一対象を処理した後

の不応期が長くなっているためと考えられた。病巣は左半球後頭側頭葉にあるため，腹側型同時失認とも呼ばれる[81]。

c) Wolpert型同時失認

Wolpert (1924)によりまとめられた症状で，情景画において，個々の対象の認知は良好であるのに，その絵が全体としてどのような場面か理解できない状態である。腹側型同時失認の場合とは異なり，複数の対象の個々の意味理解はすばやく行えるのに，その関係が全体として把握できない。視覚処理というより，個々の意味を統合する高次な認知過程の障害とも考えられる。このような状況画の認知障害に相貌失認が合併し，失読は伴わない例が報告されている[86,87]。病巣は両側の後頭側頭葉内側底面であった[87]。ただし，Wolpert (1924)の報告例は逐次読みや模写不良を伴い，複数対象の処理速度にも問題があったと考えられる[88]。

以上のように同時失認は少なくとも3段階の異なるレベルで生じると整理できるが，実際の症例をみると事情はもう少し複雑である。それは，視覚性注意，視覚処理が相互に関連しながら，経時的にダイナミックに変化しているからだろう。

症例23 消える線 ―同時失認

71歳　右利き男性

主訴：網の中の魚が消えた

既往歴：数年前，何度か続けて車の左側をガードレールや車庫に接触した。頭部CTで右側の脳梗塞と診断され，保存的治療を受けた。

現病歴：ある日，友人と釣りに行った。何匹か釣れたところで，何となく気分がすぐれなくなった。ふと籠を見ると，釣ったはずの魚が見えなかった。目を凝らしてもいないので，おかしいと思った。しばらくして再度見ると，魚は入っていた。気分の悪さが持続したため近医受診。脳梗塞と診断され保存的治療を受け，リハビリテーションのため転院。

神経放射線学的所見：MRIでは，両側の下頭頂小葉と上頭頂小葉の一部に梗塞巣を認めた（図33）。

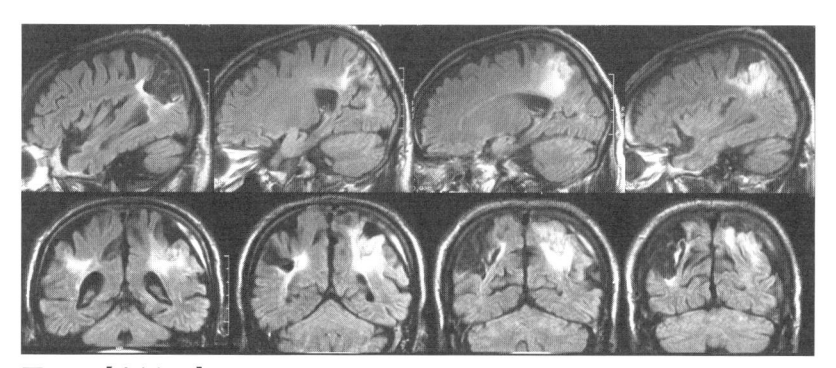

図 33 【症例 23】MRI 所見
両側下頭頂小葉と上頭頂小葉の一部に梗塞巣を認める。

神経学的所見：意識清明。視力・視野・眼球運動正常。軽度喚語困難を認めた。

神経心理学的所見：全般性注意は保たれていた。同時失認，構成障害，視覚運動性失調，軽度喚語困難を認めた。高次視覚機能としては，長さや単純な形の弁別は可能で，4個くらいまでならドットや線の数を数えられた。線画の呼称または説明は可能であった。病棟の中を特に危険なく歩き回れた。

同時失認として，以下の症状を認めた。2つの図形を見比べて，相違点を見つけるのは困難だった。また，新聞の罫線に気づかずに，何段か縦に続けて読んでしまうことがあった（図34）。そこで，いろいろな干渉刺激の間に線分を引き，線分に気づくかどうか確認した。その結果，規則的なパターンの間の線分はすぐに見つけることができるのに，文字列の間にある線分にはほとんど気づかなかった。検者が線分をなぞって指し示すと，直後には気づくこともあったが，すぐに"見えなく"なった。パターンと文字列の間には空間周波数や色などの視覚的特性に大きな差はなかった。1年後に症状は軽減し，線分を探せるようになった。しかし，文字列の間にある線分を探す反応時間は，図形列（△や◎などの単純な図形）の間にある線分を探す時間より，有意に延長していた。

本例の初発症状である魚が消えた症状は，通常の背側型同時失認と考

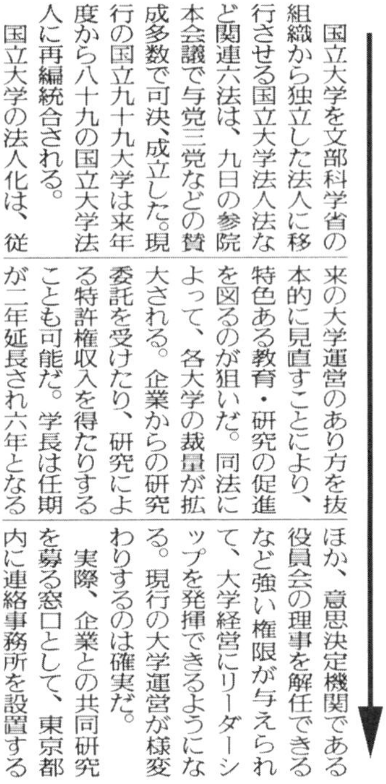

国立大学を文部科学省の組織から独立した法人に移行させる国立大学法人法など関連六法は、九日の参院本会議で与党三党などの賛成多数で可決、成立した。現行の国立九十九大学は来年度から八十九の国立大学法人に再編統合される。

国立大学の法人化は、従来の大学運営のあり方を抜本的に見直すことにより、意思決定機関である役員会の理事を解任できるほか、特色ある教育・研究の促進を図るのが狙いだ。同法によって、各大学の裁量が拡大される。企業からの研究委託を受けたり、研究行の大学運営が様変わりするのは確実だ。

実際、企業との共同研究の窓口として、東京都内に連絡事務所を設置する特許権収入を得たりすることも可能だ。学長は任期が二年延長され六年となるなど強い権限が与えられる。大学経営にリーダーシップを発揮できるようになど強い権限が与えられる。

図 34 【症例 23】新聞の読み
罫線に気づかず，3 段を縦に続けて読んでしまう。

えられる。その後にみられた，"線分が文字列の間だけで消える"症状は何だろうか。トップダウンの視覚性注意が，文字という学習されたパターンに無意識的に引きつけられた結果，線分に気づかなかったと考えられる。すなわち，潜在的に行われている認知的な処理が，視覚性注意の配分に影響した可能性がある。

症例 24 ● スポットライトの広がり ―同時失認

52 歳　右利き男性（症例 16 と同一）[60]
主訴：目がおかしい。漢字が書けない。計算ができない。

現病歴：2年前より，時々木材を間違った長さに切ったり，漢字が書けない症状が出現し，徐々に増悪。"目がおかしい"と言って，大工としての仕事をやめた。その後，計算もうまくできなくなった。精査のため入院。

神経放射線学的所見：MRIでは，右に強い両側頭頂葉の萎縮を認めた（図25）。

神経学的所見：意識清明。視力，視野，眼球運動正常。その他，異常所見なし。

神経心理学的所見：見当識良好。順唱は3，空間性スパンは2個と低下。言語性記憶は想起がやや低下しているが，再認は良好。WAIS-R言語性IQは81，動作性IQは47と非言語性課題が以下のような障害のため低下していた。

　高次視覚機能としては，長さや傾きの弁別は可能で，線画の呼称も問題がなかった。しかし，2つの図形を比較して違いを見つけることはできず，模写では著明なclosing-in現象を伴う構成障害がみられた。漢字書字で特徴的なのは，既に自分で書いた字画のうえに，続きの字画を重ねて書くことであった。書いている途中では，重なっていることに全く気づかず，書き終わってから正しく書けていないことがわかった。平仮名のように一息に書き終われる文字は正しく書くことができた。読字には問題がなかったが，次の行に移る際に混乱することがあった。

　また，2つの円が重なっているものを見せると，"赤と青の丸が重なっている"と表現し，重なっている部位を正確に指し示すことができる。ところが，重なりの部分を塗りつぶすように言うと，はじめは正しい位置から塗り始めるものの，どんどん違う部位に広がっていった。描き終わってから，正しく塗れていますか，と問うと誤りに気づいた。

　なぜ自分の書いた字画の上に重ねて書いてしまうのだろう。新たな字画を書いているときに，すでに書いた字画は見えていないのだろうか。一方，彼は文字を普通に読むことができ，その場合は文字，単語全体が見えていることになる。また，円の重なっている部分は認知できるが，

その部分を塗る場合には境界に気づかない。すなわち，一度鉛筆をもって書き始めると，その時書いているものにのみ視覚性注意が向けられるのではないか。この場合，書くという運動が視覚性注意の範囲に影響を与えた可能性と，より詳細な視覚弁別を必要とするため視覚性注意の範囲がさらに狭まった可能性がある。

　これらの症例から，視覚性注意は，認知的・運動的な文脈に強く影響され，ダイナミックに変化することがわかる。症例23で視覚性注意により選択されたのは"もの"で，空間や属性ではなかった。症例24では，"ものの一部"が視覚性注意で選択され，周囲への注意が欠如したと考えられる。また，症例23では文字の潜在的な処理が線分認知に影響したことから，比較的高次の認知処理が終了した段階で視覚性注意がはたらいたと推測される。2例とも，病巣は両側頭頂葉が中心だった。

症例25 ● 孫の手紙は読みにくい
―同時失認による読みの障害

77歳　右利き男性

主訴：ものが見にくい

既往歴：数年前，右頭頂葉の脳梗塞の治療を受けた。退院時明らかな後遺症なく，パソコンの操作もしていた。

現病歴：ある日，眼が見えにくい感じがして近医受診。脳梗塞と診断され保存的治療を受け，リハビリテーションのため転院。

神経放射線学的所見：MRIでは，左右の下頭頂小葉に梗塞巣を認めた。

神経学的所見：意識清明。Goldmann視野計で全体的に視野が軽度狭小化している以外に明らかな異常なし。視力は左0.6，右側は白内障のため0.1と低下。眼球運動は正常であった。

神経心理学的所見：全般性注意はほぼ保たれていた。同時失認，構成障害を認めた。WAIS-Rで言語性IQ 119，動作性IQ 59。高次視覚機能としては，長さ・形の弁別は可能で3個までならドットや線の数を数えられた。線画の呼称は可能で，病棟の中を特に危険なく歩き回っていた。

読みに関しては，新聞は読めるものの，同時失認で呈示した症例同様，罫線に気づかずに，何段か縦に続けて読んでしまうことがあった。また，小学校低学年の孫が書いた手紙を読むのが最も難しかった。手紙はB5サイズほどのカードに大きな文字（主に仮名）でぱらっと書かれていた。息子が"目の悪いおじいさん"のために特別に大きな文字で書かせたものだ。「これはだめだ」と言いながらも，どうにか一文字ずつ拾い読みすることはできた。しかし，次にどの文字を読んでいいかわからなくなり，すぐに混乱した。

　この症例から，同時失認の場合の読みの障害の特徴がわかる。すなわち，一塊の単語であればすんなり読める場合も，字が大きくなったり，字間が離れると非常に読みにくくなる。目が見えにくいという訴えから文字を大きくすると逆効果になる例である。

5）半側空間無視

　半側空間無視は，指向性注意の障害として最もよく知られた症状である。自由に眼球や頭を動かせる状況であるにもかかわらず，自分を中心とした空間（egocentric space），または対象を中心とした空間（allocentric space）の片側に気づかず，反応しない。病巣反対側に出現し，多くは右大脳半球病巣による左半側空間無視である。

　自己中心的空間における半側空間無視（egocentric neglect）では，患者の体軸を中心として片側に広がる空間にある刺激への反応が乏しくなる。例えば，最もよくみられる右頭頂葉病巣による左半側空間無視の場合は，自分の左側にあるものに気づかず，左肩を柱にぶつけたり，左側から話しかけられると反応が遅かったりする。

　一方，刺激対象を中心とした空間における半側空間無視（allocentric neglect）では，対象の片側の変化に気づかなかったり，模写するときに描かなかったりする。これは対象が自己中心軸の非無視側，左半側空間無視であれば体軸の右側，にある場合でもみられる。この現象は，対象に注意を向けると対象を中心とした狭い範囲に注意の場が形成され，その中での方

図 35 丸と欠けた丸の抹消課題
丸は丸で囲み，欠けた丸にはバツをつけさせることにより，自己中心性半側空間無視と対象中心性半側空間無視を区別できる（文献 75 より改変）。

向性注意がはたらくためと考えられる．したがって，自己中心性半側空間無視（egocentric neglect）と対象中心性半側空間無視（allocentric neglect）は，視覚性注意における局所・全体の変換と方向性注意の2つの軸を組み合わせると理解できる．すなわち全体的注意における方向性注意の偏りが自己中心性半側空間無視，局所的注意における方向性注意の偏りが対象中心性半側空間無視となる．自己中心性半側空間無視の場合は，さらに，体性感覚を含んだ空間的注意の偏りが加わっていると考えられる．

　自己中心性半側空間無視，対象中心性半側空間無視を弁別するために筆者らは図35の抹消課題を考案した[75]．この課題では，完全な丸は丸で囲み，欠けている丸にはバツをつけるように求める．自己中心性左半側空間無視があれば，用紙の左側の刺激に印をつけなくなる．一方，対象中心性左半側空間無視があれば，丸の左側が欠けていても気づかず丸で囲んでしまうはずである．

　自己中心性半側空間無視，対象中心性半側空間無視の神経基盤は一部異なっていると考えられ，二重解離を呈する症例がある[89]．また次に示す症例では，自己中心性半側空間無視と対象中心性半側空間無視の回復過程が異なり，神経基盤の違いを示唆する．

また，脳梁離断例をみると，どちらの上肢を使って課題を行うかが，無意識のうちに方向性注意に影響していることがわかる[90]．すなわち，運動に関わる神経ネットワークと注意に関わる神経ネットワークは密接に結びついている．

症例26 ● 自分の左か，対象の左か —左半側空間無視

53歳　右利き女性

主訴：左側がぶつかる

現病歴：2か月前より頭痛，傾眠が出現．1週間前に左不全麻痺が出現し，脳腫瘍の診断で脳外科入院となった．腫瘍切除術3週間後に受診．

神経放射線学的所見：頭部MRIで右側頭葉前部，海馬傍回に切除巣，右島葉・被殻に梗塞巣を認めた．右頭頂葉に浮腫が残存．

神経学的所見：軽度左動眼神経麻痺，左片麻痺を認めた．

神経心理学的所見：覚醒しているが，全般性注意は低下し，時に保続的反応がみられる．診察には協力的．順唱3桁，ミニメンタルステートテストは22/30であった．重度の構成障害・左半側空間無視を認めた．

　行動性無視検査（behavioural inattention test；BIT）では，通常検査83/146，行動検査53/81で，各検査項目で明らかな左半側空間無視がみられた．上述の抹消課題では，自己中心性半側空間無視，対象中心性半側空間無視の両者が認められた．術後6週目の検査では，自己中心性半側空間無視がほとんど消失し，対象中心性半側空間無視が残存していた（図36）．日常生活でも身体の左側をぶつけることはなくなってきた．

　脳血管障害例では後述するように，右上側頭回血流低下と対象中心の半側空間無視，右下頭頂小葉の血流低下と自己身体中心の半側空間無視の関連が示唆されている．本例では，病巣が右側頭葉にあり，術後まもなくは右頭頂葉の浮腫も認められた．そのため，右側頭葉機能低下に加え，当初は右下頭頂小葉の機能低下もあり，対象中心性／自己中心性半側空間無視がみられたと考えられる．その後，頭頂葉機能低下が改善するとともに，自己中心性半側空間無視が目立たなくなったのだろう．

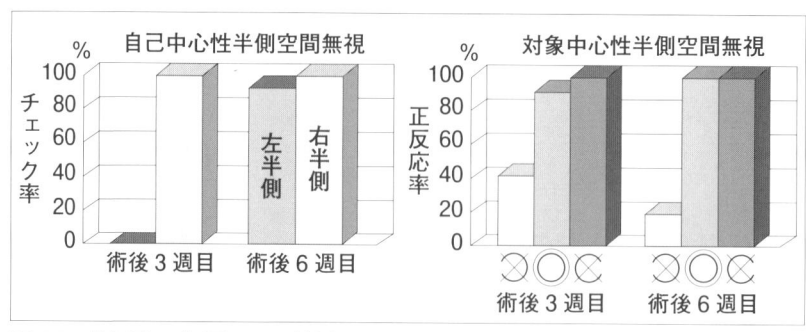

図36 【症例26】図35の抹消課題の成績

症例27 ● 右手は左側に無関心
——脳梁離断における右手での左半側空間無視

63歳　右利き男性〔症例10（p36）と同一〕[56]

主訴：左手が言うことをきかない

現病歴：結婚式に出席して少量飲酒した後，立ち上がれなくなった。帰宅後しばらくすると独歩可能となったが，ろれつがまわらない感じだった。夕食は普通に食べて就寝した。翌朝，毎日結んでいるネクタイを15分かかっても結べなかった。両上肢に麻痺はなかった。2日後に近医受診し，脳梗塞の診断で脳外科入院となった。

神経放射線学的所見：頭部MRIで脳梁膝部・体部全体に梗塞巣を認め（図12），両側大脳半球深部白質に陳旧性の多発性小梗塞巣がみられた。

神経学的所見：脳神経系，運動，感覚に明らかな異常はなかった。

神経心理学的所見：意識は清明で，検査には協力的だった。WAISでは言語性IQは101，右手で行った動作性IQは69であった。失語症はなく，WAB失語症検査では失語指数94.5だった。健忘はみられず，Wechsle記憶検査で全記憶指数90と保たれていた。脳梁離断症状として，左手の失書，左手の観念運動性失行，左手の触覚性呼称障害，左視野での視覚性呼称障害，左視野での失読，"拮抗失行"など多彩な症状

A. 視覚性注意　81

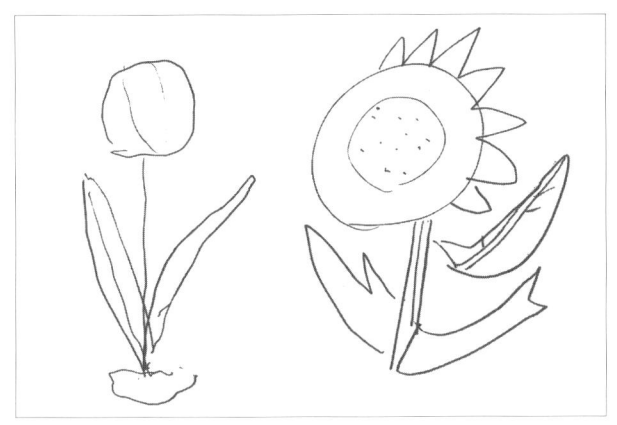

図37 【症例27】花の自発描画
左は左手で，右は右手で描いたもの．右手で描いた花は左側の花弁が抜け，右側に葉が描き足されており，左半側空間無視を示す．

を認めた．さらに，右手にだけ，以下のような左半側空間無視が認められた[90]．右手での書字においては，左側の点画の欠如や偏と旁のずれが観察された．また，描画においても右手で描いた花は，左側の花弁が抜け，左側の葉が簡略化されるなど左半側空間無視の特徴を示した（図37）．左手では右半側空間無視は明らかでなかった．日常的にも左半側空間無視を示唆する行動は観察されなかった．

　この症例での左半側空間無視はどのように考えたらよいだろうか．これは方向性注意機能の左右大脳半球の差を反映したものと考えると説明できる．すなわち，Heilmanらによれば，左大脳半球は右空間に対する方向性注意をもち，右大脳半球は左優位ながらも両側の空間に対する方向性注意をもつ[91]．本例では右手を使うことによって，左大脳半球の右への方向性注意がはたらき，左半側空間無視が出現したと考えられる．すなわち，右手の運動は左大脳半球から右空間への視覚性注意と連動すること，方向性注意が大脳半球レベルでのネットワークに依存し，脳幹や基底核レベルでの左右連合で代償されないことがわかる．本例では半盲はなく，脳梁膨大部には損傷がないことから，視覚的な情報は両

側大脳半球に入り，相互に連絡しているはずである。しかし，それによって視覚性注意が両側均等にはたらくことはなかった。

本例の右手での左半側空間無視は，主として左大脳半球の視覚性注意ネットワークが駆動されている状態を表していると推察される。

B. 視覚性注意の神経基盤

1) 視覚性注意が作用する部位

ヒトにおける臨床研究や神経機能画像法，動物実験により，視覚性注意が作用する部位は徐々に明らかになってきた。空間的注意でも非空間的注意でも，注意を向けられた空間や属性に対応する視覚野は，賦活が上昇する[92-95]。この賦活は，高次視覚野だけでなく一次視覚野でもみられる。動物実験では，ある空間に注意を向けることにより，その空間に対応した視覚処理に関わるニューロンの活動が増強する。

一方，あるものに対して注意を向けると，それ以外の無視すべきものに対するニューロン活動は抑制される[96]。

2) 視覚性注意を司る部位

視覚性注意が脳のどこで立ち上がってくるかについては結論が出ていない。おそらく，どこかに司令塔があるのではなく，個々の注意に応じて以下に述べる神経ネットワークの一部または全体が関連するのであろう。

a) 空間的注意1；指向性のある注意

臨床的に，指向性注意の障害である半側空間無視は大部分が右頭頂葉を含む病巣で生じる。

最近，視野障害のない左半側空間無視患者では右上側頭回の病巣が必須であるとする報告が出ている[97]。しかし，脳卒中急性期の患者が対象であり機能低下の部位はさらに広い可能性がある。Hillis らは，発症後2日

以内の右大脳皮質下梗塞を対象に皮質の血流低下と半側空間無視の有無を検討した。その結果，右上側頭回血流低下と対象中心の半側空間無視（allocentric neglect），右下頭頂小葉の血流低下と自己身体中心の半側空間無視（egocentric neglect）が関連していた[98]。したがって，どのような枠組みを用いるかによって指向性注意の神経ネットワークが異なる可能性がある。

　左頭頂葉病巣による右半側空間無視は程度も軽く，持続も短い。また，前頭葉，視床，大脳基底核で半側空間無視を生じた報告はあるが，頭頂葉性の半側空間無視とは程度や質が異なる。前頭葉病巣による半側空間無視は特に上肢の運動を含む課題で明らかで，ほとんどが急性期を過ぎると改善する[78, 99, 100]。慢性期まで半側空間無視が残存した例は，病巣が前頭葉を広汎に含み，側頭葉，島，中心後回にまで広がっていた[101]。左半側空間無視121例を集めたBisiachらの報告でも，前頭葉に限局した症例は3例のみであった[102]。また，大脳基底核，視床に限局した病巣で半側空間無視を生じた例も知られているが，大部分は白質の広汎な損傷を伴っていた[103]。半盲のない半側空間無視患者21例の共通病巣として上縦束が指摘されており，前頭-頭頂葉を結ぶ白質が重要な可能性もある[104]。

　人間の神経機能画像研究では，眼球を動かさずに周辺視野の標的刺激に注意を向ける課題で，頭頂葉（上頭頂小葉，頭頂間溝），前頭葉（前頭眼野，補足眼野，補足運動野），前部帯状回に賦活がみられた[105-107]。また，標的刺激出現前の手がかり刺激呈示中にも，前頭眼野，補足眼野，上頭頂小葉で賦活がみられた[93]。Hopfingerらの検討では，手がかり刺激呈示中に上・中前頭回，頭頂間溝，上側頭回，外側後頭葉で賦活がみられ，標的刺激呈示中とは異なっていた[108]。これらの課題は眼球運動を伴わないcovert attentionであるが，前頭眼野や補足眼野の賦活が眼球運動の企図に関連したものである可能性は否定できない。

b）空間的注意2；局所と全体

　対象の局所を見るか，全体を見るかは次に行うべき行動により決まる。正常の場合は局所と全体へバランスよく注意を向け，また，瞬時に変換し

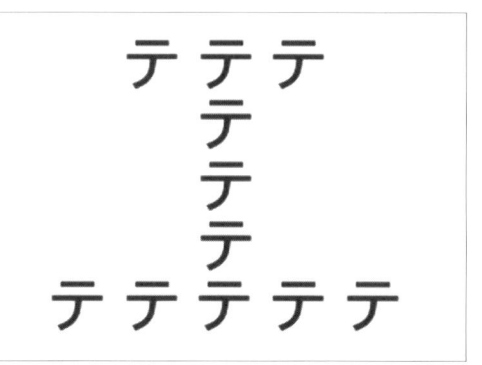

図 38 階層性のある文字刺激
局所に注目するか,全体を見るかで異なる字となる。

て対象を認知することができる。実験的に対象の局所または全体への注意を検討するために,階層性のある視覚刺激が用いられている。すなわち,小さなテを並べて大きなエができているような刺激である[109]（**図 38**）。

臨床的には,右前頭側頭葉病巣で全体は認知できるのに局所に集中すると左側にあるものに気づかない例[110],右後頭側頭葉病巣で局所にしか目がいかず,全体として何であるかわからない例[111]が知られている。また,左半球病巣では局所的処理が,右半球病巣では全体的処理が障害されるという報告がある[112,113]。

ヒトの神経機能画像研究では,局所処理と全体処理に半球差があり,局所的処理は左半球,全体的処理は右半球で担われるという報告が,初期には多かった[114-116]。最近の研究は必ずしもこの説を支持しない。Sasaki らは網膜対応や空間周波数の特性に対応しているだけだとしている[117]。Weissman は左頭頂葉が局所的注意でより賦活するが,全体的注意には左右差がないとした[118]。事象関連電位では,長潜時の反応で局所と全体に対応する左右差を認めたとする報告があるが[119],明らかな差を認めないものもある[120,121]。

これらの知見から,全体への注意を支える神経ネットワークと局所への注意を支える神経ネットワークは部分的には異なっていると考えられる

が，左半球が局所，右半球が全体という半球間での偏りか，右半球内での部位差であるかはまだはっきりしない．注意の維持に要する部位，注意の切り替えに要する部位，標的の有無によって関連する部位は異なり，頭頂側頭後頭葉内の全体と局所に関する注意機能の細かい分担については，まだ意見の一致がみられていない．

c）空間的注意3；近い空間と遠い空間（grasping distance vs walking distance）

1人の個体の周りに広がる空間は，手の届く範囲（grasping distance）とそれより遠い範囲（walking distance）で感覚・運動に関する神経ネットワークが異なると推測されている[122]．感覚と運動に密接に関係する注意も，近くと遠くで異なる神経基盤をもつ可能性がある．

臨床例の報告は非常に稀だが，半側空間無視が主に遠い空間で生じた例[123]，その逆に，主に近い空間で生じた例[124]があり，二重解離を示す．遠い空間の半側空間無視が右側頭後頭葉，近い空間の半側空間無視が右頭頂葉の病巣で生じた．

動物実験では，対象に手を伸ばすために注意を向けるときは頭頂葉後部の内側，対象へ眼球を動かすために注意を向ける場合は頭頂葉後部の外側の神経細胞が主に活動すると報告されている[125]．この違いは，手の届く範囲への注意とそれより遠い範囲への注意の違いを反映しているかもしれない．しかし，指向性注意が次に行う動作への企図に関連していることを反映している可能性もある．

d）非空間的注意

臨床的には，1つの属性に対する注意だけが障害された例の報告はない．背側型同時失認では，空間的には重なっていても2つのものを同時には認知できない．前掲の"消える線"の症例（p80）では，無意識に意味のある文字に注意が向けられ，空間的には重なる線分に気づかない現象が観察された．これらの病巣は両側頭頂葉を含み，非空間的注意のコントロールにも頭頂葉が重要なはたらきをしていることが示唆される．

ヒトの神経機能画像研究では，中心視野にある視覚刺激を用いた非空間

的視覚注意課題で頭頂間溝，上頭頂小葉[77,126,127]や前頭眼野[128]の賦活がみられた。これらの部位は，空間的注意課題で賦活される部位と部分的に重なっていた。

　以上の知見を総合すると，ヒトの視覚性注意機能の神経ネットワークとして，まず大脳皮質では，頭頂葉，前頭眼野を含む前頭葉上部がトップダウンの注意の要となり，それが後頭側頭葉の視覚野に作用する。また，前頭葉外側下部と後頭側頭葉，頭頂葉の連合でボトムアップの注意が立ち上がる。局所と全体，自己中心性と対象中心性，近と遠に対する注意は，神経ネットワークの分布がやや異なる。さらに，これらの機能は，前部帯状回，眼球運動に重要な上丘，脳幹網様体に支えられている。また大脳基底核，視床枕も注意のネットワークの一端を形成している。

　神経機能画像法の知見からは，注意に関するネットワークとしてトップダウンの注意に関係する背側系（前頭眼野-上頭頂小葉・頭頂間溝）とボトムアップの注意に関する腹側系（中・下前頭回-下頭頂小葉・上側頭回）が提唱されている[129]。背側系は対象を選択して反応へと結びつける機能に関連し腹側系は新たな刺激に注意を振り向ける機能に関わる[130]。背側系内，腹側系内でも部位により注意の異なる側面に対応していることが明らかになってきた[131,132]。このように種々の視覚性注意機能の各側面に対応する神経ネットワークが徐々に明らかになってきている。

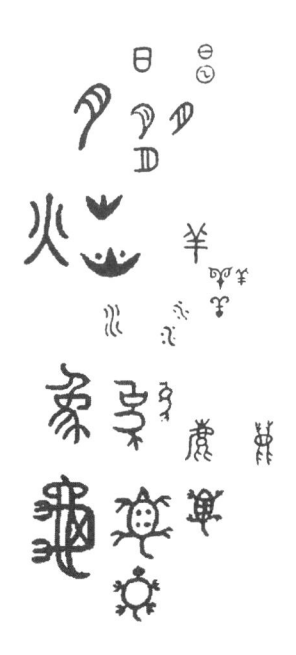

第4章
視覚認知と意識

第4章 視覚認知と意識

　人は自分の視覚処理をどれだけ意識しているのだろうか。また，視覚処理に何らかの不調が起きたときに，どれだけ認知できるのだろうか。

　外界には膨大な視覚情報がある。それらをすべて処理するのは困難であり，非効率的でもある。そこで，視覚性注意のはたらきで対象の選択をし，視覚処理を進める。さらに，その一部が意識に上ると考えられる（図39）[133]。意識されずに視覚処理されているものは多い。通常はそういった無意識的処理に気づくことはないが，病的な場合は認知と意識の解離がはっきりしてくる。

　一方，障害された視覚機能に対し"おかしい"と感じる病識がある。視覚機能は網膜から大脳皮質まで，いろいろなレベルで障害されうる。その機能障害に気づくのはどのようなメカニズムだろうか。たとえば，これまで普通に見えていた人が，ある日突然，何の視覚情報も受容できなくなる。このような劇的な変化でさえ，正しく認知できない場合がある。

A. 欠損の無認知

1）盲の無認知（Anton 症候群）

　盲・聾に対する無認知（病態無認知 anosognosia）を Anton 症候群と呼ぶ。盲に対する無認知は Von Monakow によりはじめて報告された[134]。

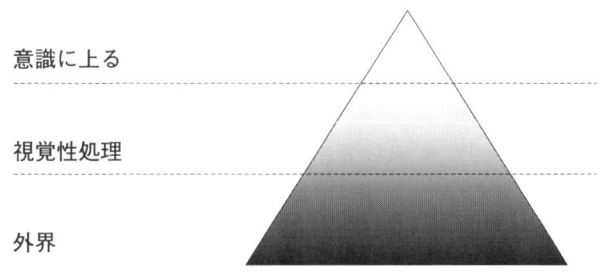

図39　視覚刺激と意識の関係（文献133より改変）

Antonが盲・聾に対する無認知について報告を行い[135]，Albrechtが後にそれを取り上げて盲に対する無認知を"Anton症状"と呼んだ[136]。

この症状は，盲を言語的に否定するだけでなく，あたかも見えているかのように行動しようとして失敗する。しばしば合併する症状としては，全般性の認知機能低下，作話，前頭葉機能障害が報告されている。

Anton症候群は中枢から末梢まで，どのレベルで生じた盲にもみられる。盲の原因となる病巣以外に，辺縁系または前頭葉の機能が両側性に障害されている場合に生じやすい。両側後大脳動脈領域梗塞の場合は，盲に健忘・作話を伴い，コルサコフ症候群様の症状を呈することがある。これは海馬傍回を含む辺縁系の機能低下が関連すると考えられている[136]。また，両側前頭葉損傷による作話があり，視神経病変による盲を否定した例が報告されている[137,138]。一方，盲の否認を視覚野の孤立による作話的反応とする意見がある[139]。すなわち，視覚野および視覚連合野が損傷されることにより，視覚情報が言語野に伝わらなくなり，その結果，言語野が勝手に反応し作話となる。このように，さまざまな機序による作話が，Anton症候群の出現には関連している。大脳以外の病変による盲でAnton症候群を呈する例では，全般性認知機能低下はほぼ必発である。

症例28 よく見えます── Anton症候群[140]

73歳　右利き女性
主訴：本人はなし
現病歴：解離性大動脈瘤のため，大動脈置換術を施行。術後，不穏状態となり，左片麻痺，皮質盲に気づかれた。3か月後，精査のため紹介となった。
神経放射線学的所見：頭部CTで両側後頭葉，左前頭葉，右前頭側頭頭頂葉に低吸収域を認める（**図40**）。
神経学的所見：皮質盲，左片麻痺，左半身の感覚低下，左側で腱反射亢進，病的反射陽性を認めた。
神経心理学的所見：失見当識，健忘，作話，病態無認知，幻視，左半側

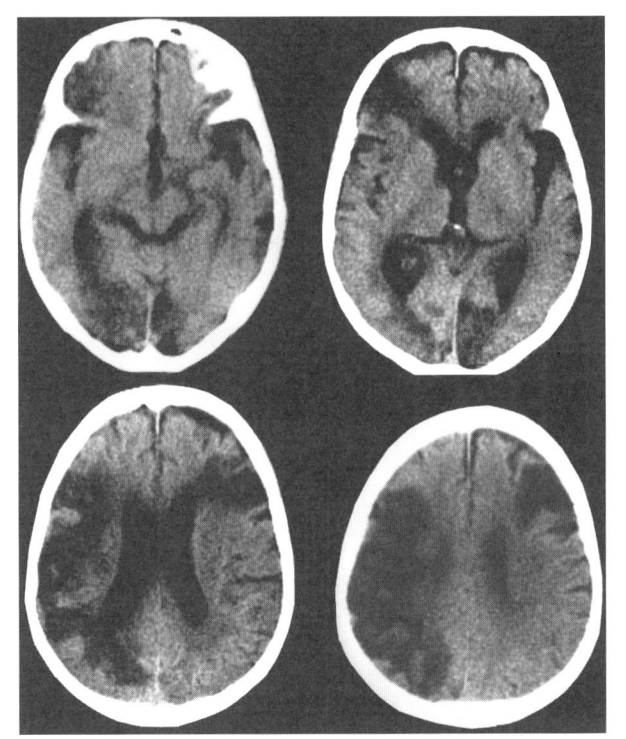

図 40 【症例 28】CT 所見（文献 140 より改変）
両側後頭葉，左前頭葉，右前頭側頭頭頂葉に梗塞巣を認める．

空間無視を呈した．

皮質盲に対する認知について，質問に対する応答を以下に示す．

（目の調子はどうですか）"眼は最近よくなりました"

（この部屋に電気はついていますか）"はい"

（いくつついていますか）"4つ"（1つ．カッコ内が正答）

（娘さんはこの部屋にいますか）"はい，ゆきえです"

（どこにいますか）"左奥の方"（部屋の入り口付近）

（どんな服装ですか）"白っぽいツーピースです"（黒いポロシャツにズボン）

（髪の長さはどれくらいですか）"肩より長いですね"（ショートカット）

いずれの質問にも即座に答え,躊躇する様子はない.行動上も,盲,片麻痺を自覚せず,ベッドサイドに立ち上がろうとしたり,ものを探すときに対象とは全く異なる方に手を伸ばしたりした.片麻痺に対する病態無認知もみられた.

本例は失見当識,健忘とともにAnton症候群を認めた.両側後頭葉病変により皮質盲が生じ,両側前頭葉病変と広汎な右半球病変の影響で病態無認知が合併したものと考えられる.

2) 視野欠損の無認知

ふだん私たちは生理的盲点(Mariotte盲点)の存在に気づかない.両眼とも固視した条件で,注意深く観察すると発見できる[141].その理由として,補完現象による無認知が想定されている[142].

生理的盲点と同様に,病的な状態で暗点や視野障害が生じた場合も,それが意識されることは少ない.日常の臨床でも,半盲の患者が自分の症状を初診時から正確に述べることはほとんどない.視覚に関する異常が多少意識されている場合でも,半盲側の眼(右同名性半盲であれば右眼)がよく見えないという訴えをする(hemianopic misinterpretation).一方,半盲視野で幻視や変形視のような視覚的陽性現象がみられると,半盲は認知されやすい[140].

視野欠損はなぜ意識されないのだろうか.それを知るために,半盲の無認知が特に生じやすい条件を挙げてみる.まず,黄斑回避のある症例は半盲無認知が起きやすい.一次視覚野の一側性損傷による同名性半盲の場合,黄斑部は両側後頭葉から神経支配があるため中心視野は保たれる.これを黄斑回避という.症状としては,病巣対側の周辺視野の欠損があり,それに気づかないことになる.

次に,補完現象がある症例は半盲無認知が生じやすい.補完現象とは,健側視野にある刺激をもとに,半盲視野内の部分を補って認知する現象である.たとえば,健側視野に,切れ目がちょうど正中に当たるように時計の半分を呈示すると,欠けのない完全な時計が認知される.完全な時計を

呈示しても，半盲視野内の部分は知覚されないから，同様なことが生じる。補完現象は単純な図形や身の回りにある馴染みのある形で生じやすい。一方，半盲患者に，"批判的で""分析的に"視覚対象を見るように勧めると，補完現象は減り，半盲に気づきやすくなるという[141]。

では，補完現象はどのようなメカニズムで起きるのだろうか。まず，トップダウンの意味的枠組みにより，欠損部を補って1つのまとまりのある対象を認知する場合がある。また，半側空間無視を伴う症例では，補完現象は視覚刺激に特異的な作話であるとする意見がある[143]。半切した刺激ではなく，完全な視覚刺激でのみ補完現象がみられる症例では，半盲視野の残存機能により完全な対象を知覚できるという[144]。ただし，これは刺激の呈示時間が短く，健側視野の刺激による半盲側への抑制（消去現象）が生じない場合に限られる。

以上のように，黄斑回避，補完現象と半盲無認知の関連が示唆されたが，その神経基盤はどうだろう。これまでの研究をまとめると，(1)大脳皮質に損傷のない場合は半盲無認知が起きにくい，(2)大脳損傷が，後頭葉に限局している場合には半盲無認知は起きにくい，(3)病巣が頭頂葉を含み，半側空間無視を合併するときには生じやすい。これは，高次脳機能障害一般にあてはまる"比較的限局した病巣で，より要素的な機能が単独で障害された場合は病態が認知されやすい"という原則に合うものである。さらに，一側空間への指向性注意と，一側視野の機能状態への注意は，頭頂葉を中心とした類似の神経ネットワークが関与している可能性がある。

症例29 ● 右眼ではなく右視野が問題──同名性半盲

76歳　右利き男性

主訴：本人はなし

現病歴：話のつじつまが合わず，右手に力が入らないのに家人が気づき，近医受診。左後大脳動脈領域梗塞の診断で保存的に治療された。退院後も物忘れなどが残存したため，発症3か月で受診。

神経放射線学的所見：左後頭葉内側面から側頭葉底面下部，側頭後頭頭

頂葉移行部にかけての梗塞巣を認めた。
神経学的所見：黄斑回避のない右同名性半盲を認めた。
神経心理学的所見：失名辞失語，右半側空間無視，健忘を呈した。

　同名性半盲に対する認知は，経時的に変化した。初診時には自分の状態について病識はなく，視覚について尋ねられても特に訴えはなかった。入院後，言語訓練および半盲側への探索訓練を進めたところ，"眼の見えがどんどん悪くなる。入院してから見えなくなってきた"と語るようになった。また，対座法で視野を調べてから，両眼の右視野が見にくいことを説明しても，"右眼が見えない"と主張した。

　本例は黄斑回避がなく，右半側空間無視が合併したことから，右同名性半盲の認知が特に困難な症例と考えられた。訓練により視覚に対する病感は生じたが，半盲という正しい認識には到らなかった。

3）半球離断症状

　半球離断術を行うと，左大脳半球には右視野からの情報しか入らず，右大脳半球に入るのは左視野からの情報のみとなる。しかし，患者はそれを意識することはない。

　もちろん日常生活においては，頭部や眼球を動かせば視覚対象を両半球で認知できる。また，外側膝状体経路を使う詳細な視覚受容は視野対側にしか伝わらなくなるが，外側膝状体を通らない経路は離断されない[145]。したがってタキストスコープを使った実験の場面以外では，対側の情報も統合されていると考えられる。

　タキストスコープを用いてキメラ図形（2つの絵の各半分が正中で接合した絵）を見せた場合，半球離断術後の患者はキメラであることに気づかない。言語的な反応を求めると右視野にある刺激について答える。

　一方，マッチングの課題では，視覚的特徴によりマッチングさせると左視野の刺激に反応し，機能的特徴によりマッチングさせると右視野の刺激に反応する。左視野の刺激については，言語的には"何も見えなかった"と答えるが，左手では答えを選択することができる。この選択に関して，

左半球が言語的に異議を唱えることはない。したがって，右半球に入った情報については左半球が関知せず，欠けた半分が補完されるならば，キメラであるとは答えないことになる。

　ここで問題になるのが，言語反応と意識の関係である。ある刺激に気づいたか，すなわち意識に上ったかどうかは言語的に問われる。もし言語的にではなく，ある行為の習熟によって刺激が受容されていたことがわかっても，意識されていたかどうかは確認できない。したがって，ある現象に対する意識と言語反応は分離できない。言語を用いて自分の状態について洞察する能力は左半球にあり，それが意識と結びついているとすると，右半球の神経活動は意識されないことになる。

4）視覚性失認

　視覚性失認は，基本的な視機能が保たれているが，対象を視覚的に認知できない状態をさす。視覚以外の入力，例えば触覚入力を介せば，同じ対象を即座に認知することができる。この障害を患者はどのように意識しているのだろうか。

　視覚性失認の患者は，視覚の問題について自ら訴えることは少ない。眼に問題はないかと直接的に聞かれれば，"何となくぼんやりする，眼鏡が合わない，部屋が暗いとよく見えない"などと非特異的な説明をする。しかし，"形はわかるが何であるかピンとこない，全体で何を表すかわからない"などと訴える患者はいない。すなわち障害の存在はほぼ意識できるが，その質的な面が認識できていない状態と考えられる。

　視覚性失認の病識についてはこれまであまり問題にされてこなかった。視覚処理の意識化には腹側視覚経路での処理が不可欠であるとする説がある[146]。視覚性失認の責任病巣は一側または両側の後頭側頭葉，すなわち腹側視覚経路であり，視覚処理に対する意識が同時に障害された可能性がある。また，視覚処理やその異常が正確に意識されるためには，視覚処理が完結する必要があるのかもしれない。処理が途中で頓挫した場合，十分なフィードバックがかからず，それを分析的に認識することは難しいので

あろう。

症例30 ● 眼鏡のせい―統合型視覚性失認[8]

63歳　右利き男性（症例3と同一）
主訴：本人はなし。
現病歴：物忘れ，失見当識に家人が気づき，近医受診。脳梗塞の診断で保存的に治療された。
神経放射線学的所見：両側舌状回・紡錘状回と右海馬傍回・後頭側頭葉白質に梗塞巣を認めた（図6）。
神経学的所見：水平性上半盲を認めた。
神経心理学的所見：統合型視覚性失認，失読失書，地誌的失見当，健忘を呈した。

　視覚性失認に対する認知について，質問に対する応答を以下に示す。
　（どこか具合の悪いところはありませんか？）特にありません。
　（眼の調子はどうですか？）少しぼやっとします。かすむ感じ。眼鏡が合わなくなったのだと思います。
　本例は両側の腹側視覚経路の障害により視覚性失認を呈したと考えられ，視覚性処理に対する意識も同時に障害された可能性がある。

B. 視覚処理と意識の解離

　視覚処理に対する意識を考える場合，見たか見なかったかという視覚対象の存在に関する意識と，対象の性質・特徴に関する意識を区別する必要がある。

1) 盲視（blindsight）

　盲視は，自覚的には見えていない対象の処理が，無意識的に行われている現象をさす。

たとえば，皮質盲または半盲の患者は，盲側に出された刺激の出現に気づかない。ところが，対象が出現したと思われる部位を"当て推量で"指さすように言われるとチャンスレベルを超えて正答する。Riddoch（1917）が最初に報告したが[147]，Weiskrantzらが詳細な検討をした[148-150]。

盲視として報告されている視覚機能としては，刺激の位置や運動を指または眼の動きで示せた例が最も多い。さらに水平線と垂直線，OとXを，チャンスレベルを超えて弁別できた例もある。

盲視では，自覚的には"何も見えなかった"と答えることが多い。しかし，"何かを感じた"，"影のようなものを感じた"と述べることもある。前者を第1型盲視，後者を第2型盲視として区別することが提唱されている[148]。盲視の有無を知るためには，反応を強制する必要があり，患者は見えないものをあえて指さなくてはいけない。正しく反応した後に患者はそれが正答だと教えられても，ピンとくるわけではない。

盲視の出現率は半盲患者の20%程度とする報告がある[151, 152]。しかし，症例毎に後頭葉病変の広がりに差があること，発症年齢が異なること，盲視の出現は視覚刺激の性質に依存すること，見えないものへの反応を求める奇異な質問であるため協力が得られない例があることなどの理由により，発症頻度を確定するのは難しい。

盲視の発現機序として推測されているのは，外側膝状体有線野経路以外の非有線野視覚経路のはたらきである。有線野を通らない視覚経路は，少なくともサルでは9つ知られている。ヒトの場合はまだはっきりしない部分もあるが，非有線野経路があることは確かであり，盲視にかかわっている可能性は高い。有線野の一部が島状に残っていて，盲視の原因と考えられた症例はあるものの[153]，数は少ないと思われる。

2）形態視

視覚対象の形態が見えたという意識はないのに，その対象を同定できる場合がある。視覚刺激の存在自体には容易に気づく点が盲視とは異なると考えられる。ただし，第2型盲視と連続する症候の可能性はある。

患者は"フラッシュが光っただけ"と述べるが，何という文字かあえて推測させるとかなりの確率で正答する。これは二者択一で形態を当てるのとは異なり，文字を同定できていると考えられる。

発症機序として，一次視覚野の一部が残存していることにより形態処理は行われるものの，高次視覚野での処理が完結しないと意識されない可能性がある。

症例31 ● フラッシュが読める—"盲視"[154]

48歳　右利き女性
主訴：字が読めない。
現病歴：字が読めないことに気づき近医受診。脳梗塞の診断で保存的治療を受けた。発症1か月半で転院。
神経放射線学的所見：MRIにて右舌状回，海馬傍回，脳梁膨大部の一部に梗塞巣を認めた。また，右前頭葉に以前のくも膜下出血に伴う陳旧性病巣がみられた（図41）。
神経学的所見：不完全な右同名性半盲（右下視野の一部が残存），右上肢軽度筋力低下を認めた。
神経心理学的所見：軽度の漢字の失書を伴う失読，失名辞，言語性記憶障害を呈した。

　左右下視野において，タキストスコープを用いて文字の音読を調べた。仮名，漢字，数字を短時間呈示して音読させ，同時にどのくらいはっきり見えたかを四段階で評価してもらった（文字の形態が見えた，ぼんやりした形が見えた，光が見えた，何も見えなかった）。

　結果を図42に示す。右視野でははっきりと形が見えた文字は1つもなかったが，72問中51問で正しく音読できた。しかも，光が見えたとしか自覚しなかった文字の70％を読むことができた。

　本例は，形が見えたという意識なしに，文字の視覚処理が進み，同定できたと考えられる。半盲側に何も見えなかったとする反応はほとんどなく，また形態の同定という面からも盲視とは異なると思われる。

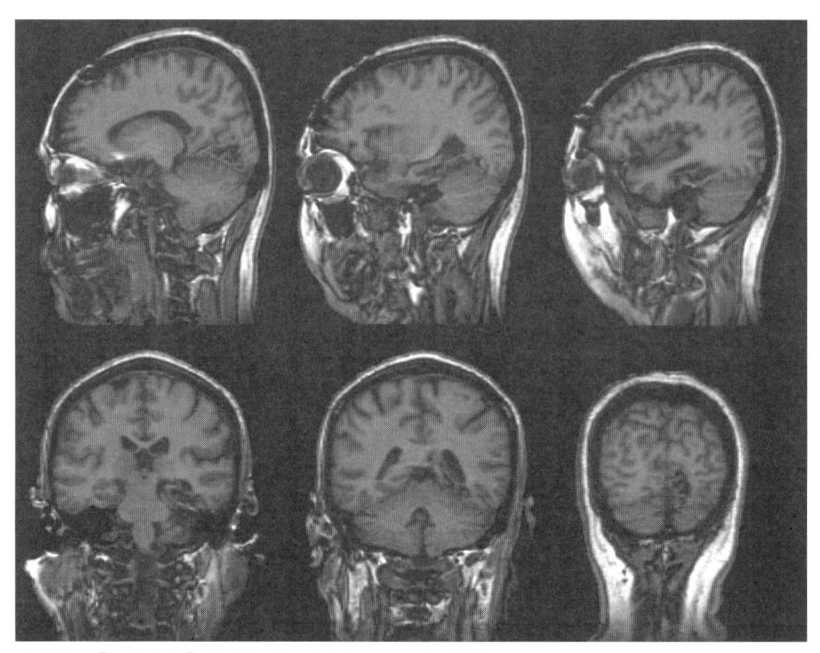

図 41 【症例 31】 MRI 所見（文献 154 より改変）
右舌状回，海馬傍回，脳梁膨大部の一部に梗塞巣を認める。

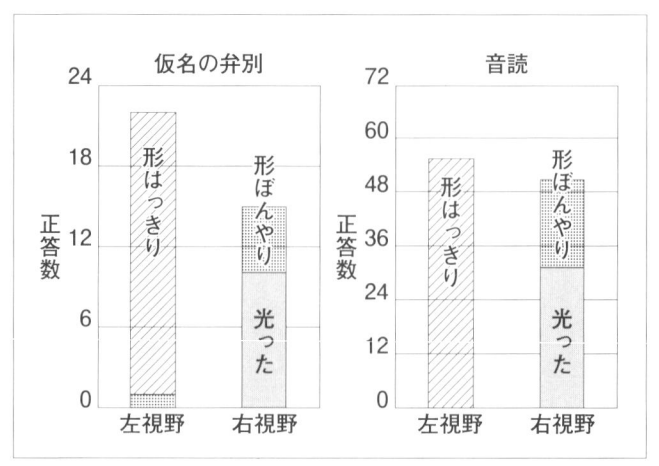

図 42 【症例 31】仮名の弁別，音読課題の成績と自覚的な見えの程度
右視野では自覚的には形が見えないものも多いが，かなり正答できる。

3）相貌認知

既知の人の顔を見ても誰かわからない症状を相貌失認という。声を聞けばすぐに誰かわかる。相貌失認の患者は知っている人の写真を見て言語的には"誰かわからない"と答えるが，同時に皮膚電気反応や事象誘発電位をとると，知らない人とは明らかに異なる反応を示す[155-157]。また，病前から知っている人の写真の再学習は，未知の人の再学習より早い[158]。すなわち意識的な言語反応と意識されない反応が解離している。

4）運動視

周辺視野にある密な対象が動いている場合と同じ場所で点滅している場合，自覚的には両者を区別できない。ところがその際の脳活動を比べると，動いている場合の方が，運動視に関連するV5, V3A, 頭頂葉の賦活が増大していた[159]。したがって，視覚情報が動きに関する高次視覚野に達していても，その動きについては意識されない場合があることがわかった。

5）半側空間無視における無視側の認知と意識

左半側空間無視は，左側の空間にあるものに気づかず，反応しない状態である。左半側空間無視の患者に，2軒の同じ家で1軒だけ左側から出火している絵を見せる（**図43**）。2軒の家に何か違いがあるかと聞くと，患者は同じであると答える。ところが，どちらに住みたいか問うと，出火していないほうの家を選ぶ[160]。すなわち，意識的には無視側の左側の部分は認知されず言語化もされないが，無意識的には視覚処理が進み，出火していない家を選んでいると考えられる。また，無視側の刺激を含まないと成立しない錯視が見えたり，無視側の刺激がプライミング効果を示すなど，無視側の刺激が処理されている証拠が見つかっている[161]。このように，無視側にある刺激は意識化される水準には上ってきていないものの，視覚認知処理されていることがわかる。

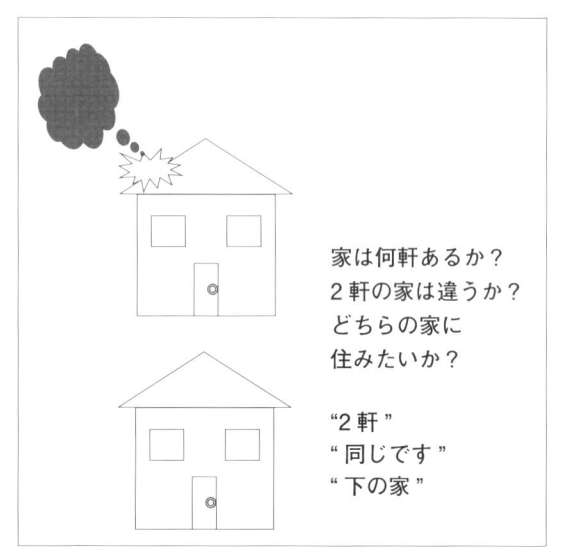

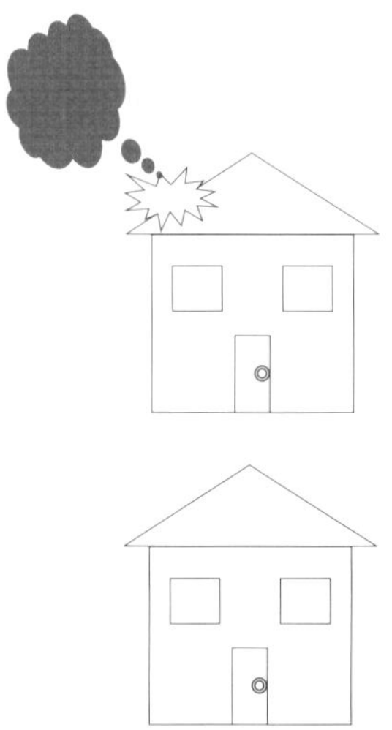

図 43 半側空間無視の無視側における無意識的視覚処理
「2軒の家は同じ」と答えるにもかかわらず，住みたいほうを尋ねられると燃えていない家を選ぶ。

6) スリットの傾きと手の傾き

　両側の腹側視覚経路が障害された症例で，スリットの傾きを視覚的には判断できないのに，そのスリットにうまく手を通せるという報告がある[5]。スリットの傾きをマッチさせることはできず，視覚的にスリットの傾きと自分の手の傾きを比べることも難しい。しかし，スリットに手を通すように言うと，ぶつかることなくスリットに手を通すことができる（**図44**）。この症例では背側視覚経路が残存しているため，運動のために空間関係を知覚することは可能であるが，傾きそのものを意識的に処理することができないと考えられる。

7) 視覚処理レベルと意識

　視覚性注意については前章で詳しく述べたが，視覚性注意が向いていない処理は意識されないことが多い。前掲の症例23"消える線"（p80）の

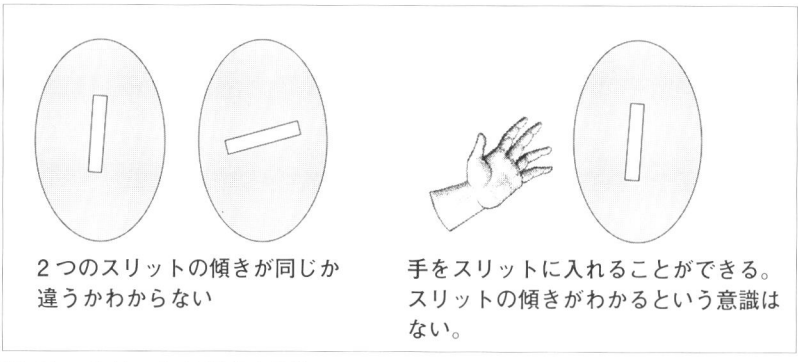

図44　スリットの傾きの認知
（本文参照）

　同時失認症例では，見慣れた文字の間に線があると，線は意識されない。一方，ほとんど同じ空間周波数の模様の間に線がある場合は，線に気づく。すなわち，注意の配分に偏りがあり，優先的に注意が向けられる対象があると，それ以外は意識に上らないことになる。注意が同程度に配分されると，両方が意識に上る。

　以上のように，視覚性認知において，患者が意識的に行っていることと，実際の認知処理が解離することは珍しくない。人は眼を開けているかぎり，外界の刺激を連続的に"見ている"と感じている。しかし，これは錯覚である。入力できる視覚情報は非連続的であり，しかも意識に上らずに処理されているものは多い。また，脳損傷により引き起こされる症状についても，自ら気づくことは難しい。今後，意識されている認知処理だけでなく，意識されない認知にも眼を向けていく必要があるだろう。

第5章

視覚認知の陽性症状

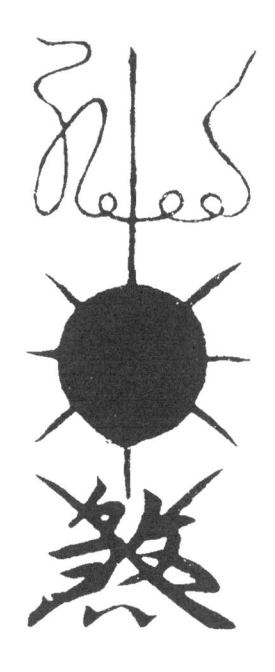

視覚の陽性症状は，視覚性対象がうまく処理できなくなる陰性症状と異なり，対象の見え方が変化したり，実際にはないものが見えたりする症状である。対象の見え方が変容するのを変形視，見た後に残るのを視覚性保続，実際にはないものが見えるのを幻視と一応は区別するものの，その境界はそれほど明確ではない。視覚の陽性症状は，局所脳損傷だけでなく，眼疾患による視力低下・消失，LSDなどの薬物の服用，統合失調症などの精神疾患，片頭痛でも出現し，症候学的に類似点も多い[162]。視覚性保続は健常者でも認められることがある[163]。

A. 変形視

対象がなんであるかは視覚的にわかるが，その形，大きさ，色，奥行きなどが実際とは異なって見える状態を変形視と呼ぶ。どのように変化しているかをはっきり自覚している場合がほとんどである。

Critchleyによる広義の変形視にはいろいろな種類が知られているが（表2），ここでは狭義の変形視について述べる。変形視は持続性の場合もあるが，片頭痛やてんかん発作による一過性のものが多い。また，変形視がすべての視覚性対象に生じるわけではなく，顔などある特定の対象だけに選択的に生じることがある（prosopometamorphopsia 相貌変形視）。また，両側紡錘状回を中心とした病巣で，本来の色とは異なった色が非常にあざやかに見える症状は色彩視と呼ばれる。たとえば，周囲の風景が赤と黄緑で描かれているように見えるなどと訴える。通常は一過性の症状で，やがて色が不鮮明になって，大脳性色覚異常となる。変形視は患者の主観的叙述によってしかわからず，客観的データをとれないため，患者の意識・注意レベルや精神状態を含め，全体的な状態に注意を払わなくてはならない。

変形視の生じる神経基盤は大きく3つに分けられる。すなわち高次視覚野を含む後頭頭頂葉と，前庭神経系を含む脳幹部，辺縁系を含む側頭葉で

表 2 変形視 (metamorphopsia) および関連する症状

変形視
    対象の大きさの変化
        対象全体が大きく見える (megalosia, macropsia)
        対象全体が小さく見える (micropsia)
        対象の一方向が伸びて見える
        対象の一方向が縮んで見える (例：字がつぶれて見える)
    奥行き知覚の変化
        奥行きが消失し，2次元に見える
        奥行きが強調されて見える
    情景の一部のみの変化
        背景だけが変化して見える
    顔のみが複雑に歪んで見える (prosopometamorphopsia)
        顔の一部がずれて見える
            (例：鼻が横にずれ，片方の眉毛が上がり，口は斜めに見える)
        顔全体が変化する
            (例：顔が近づいたり離れたりして大きさが変わり，異様な形に見える)
要素的な視覚性変化
    対象の傾きの変化：
        垂直なものが傾いて見える
        180度回転し，逆さに見える (inverted vision)
    線の変化
        線が波うって見える．
        線がぽつぽつと切れて見える
    色の変化
        色がなくなり灰色の濃淡になる (achromatopsia)
        対象すべてが単一の色調になる
    動きの変化
        静止しているもの全体が動いて見える
        静止しているものの輪郭のみが動いて見える
        動いているものの速度が変化して見える
対象の空間内での位置の変化
    遠くに小さく見える (teleopsia)
    近くに大きく見える (pelopsia)
    片側視野にあるものが対側視野にあるように見える (optic alloaesthesia)
    上にあるものが下にあるように見える (optic alloaesthesia)
視覚性保続
    空間的保続　対象が複数見える (illusory visual spread, polyosia)
    時間的保続　対象が眼前からなくなってからも，同じものが見える (temporal palinopsia)
対象に対する既知感の変化
    既視感　以前見たもののように感じる (déjà-vu)
    未視感　見知らぬもののように感じる (jamais-vu)
対象に対する感情の変化
    醜く威嚇的で不吉に見える (kakopsia)
    美しく親しげで感じよく見える (kalopsia)
    自分にとって非常に重要な意味を持つように感じる

ある。後頭頭頂葉病変ではさまざまなタイプの変形視の報告がある。前庭神経系とその皮質への経路を含む病巣では，傾きの変化を主体とする変形視が多い。側頭葉病変では広義の変形視が生じ，感情の変化を伴う既視感や未視感のようなものが多い。

さらに脳梁膨大部から脳梁膨大部後域病変で，片側の視野または対象の左右どちらか半分に出現する変形視が報告されている。脳梁膨大部右側病巣で相手の顔の右側（患者の左視野）が小さく見える変形視がみられた[164]。この例では，変形視は顔のみに生じ，5週間ほどで消失した。また，脳梁膨大部左側病巣で顔や物品の右半分が暗く，ぼやけて見える変形視も報告されている[165]。この症状は約2か月で消失した。脳梁膨大部は左右の後頭葉を連合する神経線維が多く，この部位の損傷によって左右の視覚野に入った情報を統合し，微妙なずれを調整することが難しくなるのかもしれない。

症例32 ● 転がりそうなビー玉―傾斜視

68歳　右利き女性

主訴：ものが傾いて見える。

現病歴：ある日，昼寝から起きると，構音障害，歩行時のふらつきに気づいた。ものが二重に見えたり，ゆがんで見え，焦点が合わなかった。冷蔵庫が右に傾き，倒れそうな感じに見えた。電話のダイヤルの字は，はっきり見えなかった。症状が持続するため，翌日近医受診し，脳梗塞の診断で入院した。

神経放射線学的所見：MRIで右視床から中脳被蓋部にかけて梗塞巣を認めた（図45）。

神経学的所見：意識清明，見当識良好。視力は正常。左眼瞼下垂，垂直性眼球運動障害，体幹失調，変形視を認めた。

神経心理学的所見：変形視は窓枠，家具など大きなものに限られ，水平線が右にいくほど右下がりに見える。患者は"棚の上にビー玉を置いたら，右へ転がって落ちてしまいそうに見える"と述べた。机上の線分で

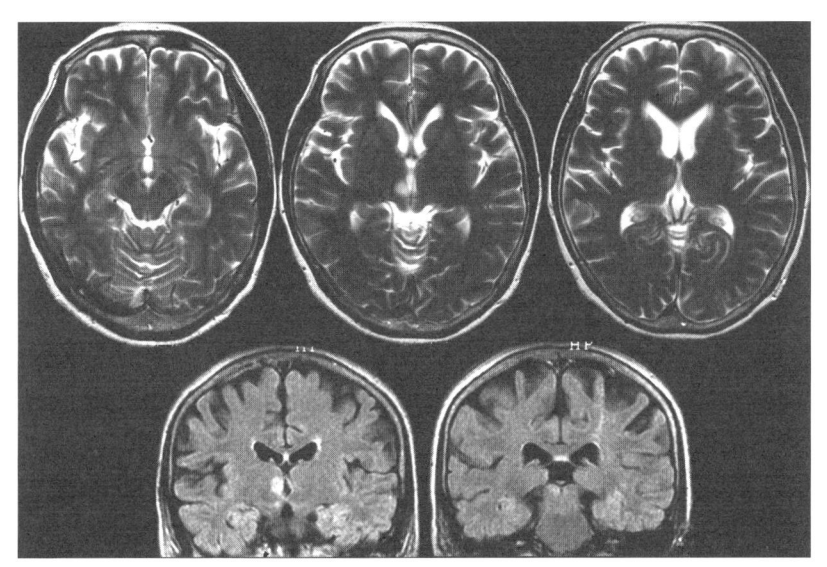

図45　【症例32】MRI所見
右視床から中脳被蓋部にかけて梗塞巣を認める。

は明らかな傾きは感じないという。また，机の上の紙に描かれた線が平行かどうか，線分の長さや傾きの程度や区別の判断は正常であった。線画，相貌，色の認知は正常で，重なり合った図形（錯綜図）も正しく認知することができた。構成障害や視覚性記憶の障害もなかった。

　この例は中脳を含む病巣でものが傾いて見える傾斜視が生じたものと考えられる。これまでにも脳幹部の損傷で，傾きの変化を伴う傾斜視が生じるという報告がある。これは身体と環境の平衡感覚を司る前庭神経系と皮質のネットワークの異常が関与していると考えられる。脳幹部損傷の場合は以下に述べるような複雑な変形視を生じることはない。

症例33　雲に手が届く―複雑な変形視

71歳　右利き女性
主訴：遠くのものが近くに見える。
現病歴：某年12月1日の朝起きてから，遠くのものが近くに迫って見

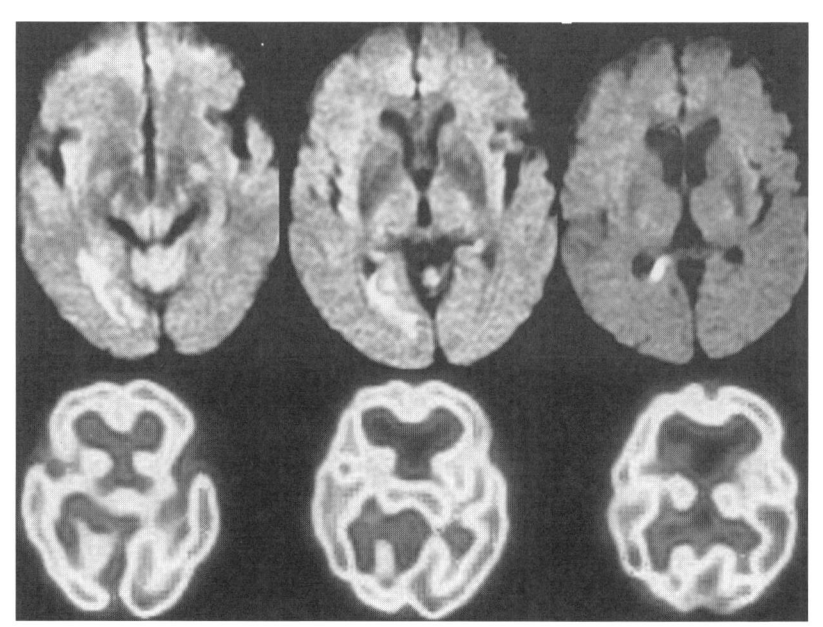

図46 【症例33】MRI 所見（上段）と SPECT 所見（下段）
右紡錘状回から脳梁膨大部右側にかけて梗塞巣を認め，同部位を中心に灌流低下を認める。

えるようになった。家屋内の日用物品や家具の大きさは特に変わって見えなかったが，微妙な色合いや質感がわかりにくかった。また，人の顔もパッと見た瞬間には誰だかわからず，少し時間がかかった。以上の症状が持続したため12月末に近医受診し，脳梗塞の診断で入院した。

神経放射線学的所見：MRI では右紡錘状回から脳梁膨大部右側にかけて梗塞巣を認めた（図46）。SPECT で同部位に灌流低下がみられた。

神経学的所見：意識清明，見当識良好。視力は糖尿病性網膜症のため右0.2，左0.3と低下。運動，感覚，腱反射，自律神経系に異常はなかった。

神経心理学的所見：左半側視野での大脳性色覚異常を認め，赤鉛筆の色がわからないと述べた。

机上での検査では，線分の長さ・傾きの弁別，形・数の弁別，線画・

相貌・色・シンボル・文字認知，線分2等分，線分抹消検査，地誌的見当識すべて正常であった．

奥行き知覚に関しては，身体から30〜45cmの手の届く範囲では正常だが，10〜20m離れたものの奥行きは，はっきりわからなかった．

この患者は次に述べるような種々の変形視を自覚していた．

"雲がとても美しく見えた．雲の水滴の1粒1粒まで見える感じで，梯子をかけたら雲にとどきそうな気がした"

"遠くにある木が非常に鮮やかに見え，葉っぱの1枚1枚が見える気がした"

"仙台駅を出たとき，まず遠くにある太白山（仙台駅から直線距離で約7km）が鮮やかに眼に飛び込んできた．山の手前にいろいろなビルがあるのは見え，どれが手前にあるかも重なり具合で判断できた．これまでその場所に立っても遠くにある太白山に気づいたことはなかった"

"駅に入ると天井が低く感じられ，建てかえる前の旧い駅舎にいるような感じだった"

"広い商店街の道路を歩いていると，まるで裏通りの横丁のように狭く感じられる"

"ホテルの10階の部屋から下を見おろすと，まるで2階にいるように地面が近くに見える"

"テレビで見る俳優の足がいつもより随分短く感じられ，不格好だと思った"

このような変形視は対象と自分との距離感の変化，一定方向の長さの変化，鮮やかさや粗密の変化などが複合したものと考えられる．

症例34 ● サイケデリックな顔——過性の変形視

63歳　右利き男性〔症例13（p43）と同一〕

現病歴：激しい頭痛にて睡眠より覚醒した．何時か確認しようと思ったが，アナログ時計の時間が読めなかった．数字は読めた．近医を受診．脳出血の診断で入院した．

神経心理学的所見：入院後，以下のような複雑な変形視が1時間ほど続いたが，自然に消失した。その後，同様のエピソードがあったが，次第に頻度は減少し，1週間ほどでみられなくなった。

変形視は顔を中心に出現した。娘の顔が点描画のように多彩な色でサイケデリックに見え，チラチラと色が変化した。また，相手の顔が上着の色を反射しているかのように同じ色に染まって見えた。オレンジ色の上着の人はオレンジ色の顔をしていた。また，身体の一部が拡大鏡で見るように大きく見えた。たとえば，片眼のみ大きくなったり，指の毛が太く長く見えたりした。また，室内にある家具が，突然眼前に出現することもあった。

本例の変形視は，病巣対側の片視野だけでなく，視野全体にみられた。また，変形視に対する病識は保たれ，異常であることを自覚していた。

B. 視覚性保続

視覚性保続には空間的保続と時間的保続がある。空間的保続には同じ幻視が列になって続く polyopia，対象の1つの特徴（たとえばチェックの柄）が周囲のものにまで広がってみえる illusory visual spread がある。時間的保続には一度見た対象が対象から視線をそらした後に，次の固視点上に見える immediate perseveration，眼前から対象がなくなって数秒から数分後に，そこに視線を戻すと再度見える delayed palinopsia がある[166]。このような視覚性保続は健常人でも認められることがあり，生理的暗点の保完現象（filling in）に近い現象の可能性がある．

C. 幻視

　目から大脳まで視覚系のどこかが損傷されると，陽性症状として実際にないものが見える幻視が生じることがある。頻度は11％から57％と報告によりばらつきがあるが，まれな症状ではない[167-169]。幻視には要素的な幻視と複雑な幻視がある。要素的なものとしていろいろな形の光る点がみえる光視（photopsia）が代表的である。複雑な幻視としては，風景，人，動物などが見え，静止している場合も動いている場合もある。幻視が大脳損傷で生じる場合には，損傷された視覚野の働きにある程度は対応しているといわれる[170]。

1）半盲視野内の幻視

　Kölmelらは120例の同名性半盲の患者のうち，16例（13％）で複合型幻視を認めた[1]。半盲視野内での幻視は，一次視覚野損傷ではなく，Brodmann18，19にあたる二次視覚野や白質損傷により出現することが多い[171-173]。

症例35 ● はがれ落ちる壁—半盲視野の幻視
66歳　右利き男性
主訴：ものがよく見えない。
既往症：65歳，右被殻梗塞にて左片麻痺出現したが，2週間で症状は消失した。
現病歴：右視野に虹色の光が点滅しながら上から下に向かう移動する幻視が出現するようになった。1～2週間して，断続的に右視野のものがゆがんで見えるようになった。さらに同時期より新聞の字が重なったり，動いたり，また写真の背景はそのままにその中の人物だけが消えてしまうように見えることがあった。その後，幻視は消失したが，右視野

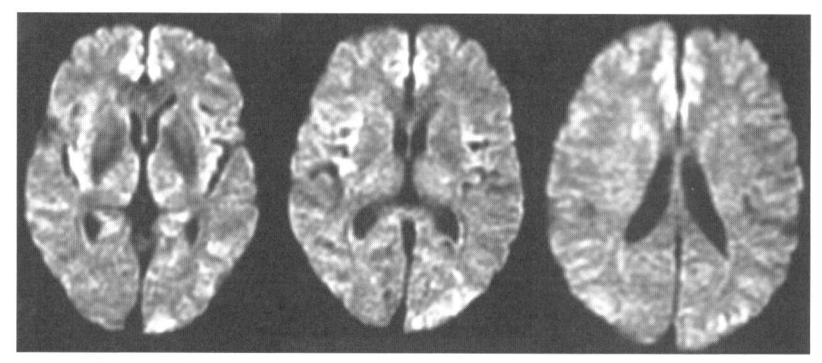

図47 【症例35】MRI所見
左後頭葉外側に梗塞巣を認める。

が見えなくなったことに気づき，受診。左後頭葉に梗塞を認め入院となった。

神経放射線学的所見：頭部MRI拡散強調画像で左後頭葉外側に高信号域を認めた（図47）。後頭葉内側面および皮質下には病巣は認めなかった。脳波では基礎波は9 Hzと正常。明らかなてんかん原性変化はみられなかった。

神経学的所見：意識清明。対座法にて右同名性半盲を認めた。視力，眼圧，眼底に異常所見はみられなかった。

神経心理学的所見：高次視覚機能として，線の長さ，傾き，形態認知は正常。物品，画像，文字の認知に異常なし。WAIS-Rで総合IQ 106，言語性IQ 111，動作性IQ 100と正常範囲だった。

　入院翌日から右視野に幻視が出現した。幻視の内容としては，見慣れない人間，動物，風景や，壁や天井などがはがれ落ちる，衣類の模様が浮き出て流れてくるなど動きをともなうものだった。いずれの幻視も右視野に限局し，出現時間は数秒だった。すべての幻視に色が付いており，現実のものよりも鮮やかだった。立体感はなく平面的で写真のようでもある。いずれも実際に過去に見た人物や風景ではなく，また動物の場合は実在の動物とは一部が異なっていた。幻覚の出現時刻は一定では

なく，出現した当初より幻視であるとの認識があり，恐怖心は伴わなかった．閉眼時には幻視は認めず，幻視を認めた際も閉眼で幻視は消失した．幻聴，幻臭，幻触はなかった．

幻視は出現当初は壁や天井がはがれ落ちるといった変形視と人間や動物の複合性幻視だったが，しだいに光が点滅して移動する要素性幻視が増えていった．

入院17日後に，意識混迷と同時に右上下肢麻痺が出現した．頭部CTでは左中心前回に一致した出血性梗塞を認めた．3日後には意識清明になったが，この時点で幻視・変形視は完全に消失していた．以後，幻視・変形視が再び出現することはなかった．

本症例では左後頭葉外側の脳梗塞により幻視，変形視が出現したが，病巣の拡大とともに完全な同名性半盲に陥った時点では幻視が消失していた．その後，回復の過程で同名性半盲が縮小してくるとともに再び幻視が出現したと考えられる．このことは一次視覚野の機能低下では幻視が消失することを示唆している．したがって，本例は一次視覚野への入力消失により解放性幻視が生じるという説を支持しない．また，本症例の幻視の内容の特徴として，動物の幻視は全体としては特定の動物として認識できるが実在の像とはどこか異なり，風景や人物も既知のものではなかった．したがって，本症例の幻視は視覚記憶からのイメージの流出というより，視覚連合野の刺激症状による新たな内的イメージの表出と考えられた．さらに，左中心前回白質を中心とした病巣により幻視が消失したことは，幻視についての意識的受容が何らかの形で障害された可能性があると思われた．

2) Charles Bonnet 症候群

眼疾患または脳損傷による視力低下に伴って生じる幻視である．狭義には眼疾患に伴う場合だけを指すことがある．この症候群は眼疾患ではかなりまれだと考えられてきたが，適切な質問をすると，10%以上にみられることがわかった[174]．眼疾患による Charles Bonnet 症候群では，単純な

光・形や格子などが中心視野に1つだけ見えることが多い[175]。Charles Bonnet 症候群の幻視の特徴を因子分析すると，風景・人物，目や歯の目立つ変形した顔，周辺視野での視覚保続の3つの因子が抽出された。風景・人物は腹側視覚経路，変形した顔は上側頭溝後端，視覚保続は背側視覚経路の機能異常に関連していると推測されている[175]。

3) 脳脚性幻覚症

中脳の黒質網様部，橋上部背側，視床傍正中部の病巣により生じる幻視である。生き生きとした複雑な幻視で，閉眼時に多く，周囲が薄暗いときに生じやすい。視野全域にわたり，まるで映画を見ているようだと言う。幻視は数分から数時間続くことが多い。幻視だけでなく，他の感覚様式の幻覚を伴うことがある。

脳脚性幻覚症の発症機序はまだはっきりしていないが，REM 睡眠異常が幻視として現れるとする説がある。黒質網様部の神経細胞は REM 睡眠期に活動が増強し，橋脚被蓋核に出力する。同部位の機能異常により，REM 睡眠が迷入する可能性がある。傍証としては，薄暗くなる夕方に幻視が現れやすいことや，睡眠覚醒リズムの障害を伴いやすいことが挙げられている。しかし，このような特徴を備えていない症例もあり，今後の検討が必要である。

4) レヴィ小体型認知症における幻視

レヴィ小体型認知症はパーキンソン症状，変動する認知機能障害，幻視を特徴とする認知症である。一過性の意識消失，抗精神病薬に対する過敏性，転倒，失神，うつ症状，REM 睡眠行動異常を伴うことがある。最近ではパーキンソン病の中に経過中，認知症を伴う症例が知られている。また，パーキンソン病では認知症とはいえないまでも初期からいくつかの高次機能に障害がみられる。レヴィ小体型認知症と認知症を伴うパーキンソン病は，病理所見が基本的に一致しており，同じ疾患である可能性が高い。

レヴィ小体型認知症は特徴的な幻視を呈する。内容は人物，虫，動物が多く，生き生きとしている。人物は実物大のこともあるが，小さめが多い。錯視と連続したような幻視も頻繁にみられ，庭の木や置物などが人に見えたり，毛布を人と間違ったりする。虫や動物の場合も，何もないところに見える幻視に加え，ちょっとしたごみや模様が虫や動物に見えることがある。触るとぬるっとするなど幻触を伴うこともある。幻視は動いていることも，静止していることもある。これら以外に，線状のものなど要素的な幻視もみられる。

　レヴィ小体型認知症における幻視の発症機序としては，前述のREM睡眠異常とする説と，視覚野の機能低下が原因であるとする説がある。レヴィ小体型認知症では比較的早期から，一次視覚野を含めた後頭葉の血流低下がみられる。

症例36 ● 家族3人で静かに暮らしたい
　　　　　─生き生きとした幻視

78歳　右利き女性
主訴：いろいろな人や虫が見える。
現病歴：約2年前から夜に人影が見えるようになった。半年前から一日中人影が見え，気になってきた。見えるのは知らない人で性別，年齢は一定せず，1人だけのこともあるが，家の周りに大勢群がっている場合もある。"宗教団体の人がきている"と言ったり，人が見ているといって部屋の窓やカーテンをしめたりしていた。また畳やテーブルの上に虫が見え，"テーブルの間にもぐり込んでいく"と言ってそれをつぶそうとしたり，触るとにゅるっとすると言ったりするようになった。実際にあるゴマや海苔などのゴミを見誤っていることもあるが，何もないところに見えることもあった。これらが幻視や錯視であるという自覚はなかった。
神経放射線学的所見：頭部MRIで軽度の全般性大脳萎縮がみられた。SPECTで両側後頭頭頂葉から後部帯状回で灌流低下がみられた。脳波は基礎波が6〜8Hzと遅く，両側前頭側頭葉で時にδ波を認めるが，明

らかなてんかん原性変化はみられなかった。

神経学的所見：明らかな異常所見はなかった。

神経心理学的所見：意識清明だが，時に落ち着きなく視線が定まらない状態となる。順唱4～5桁，タッピングスパン3～4個。WAIS-Rでは総合IQ 70，言語性IQ 82，動作性IQ 62で，言語性IQは正常範囲だった。視空間機能は，Benton視覚記銘検査の模写課題では正答8，誤答2と単純な視覚対象の受容と再構成は保たれていた。しかし，複雑なものは不良で，レイ複雑図形検査は模写ができず，Kohs立方体検査ではIQ 38だった。前頭葉機能に関連する検査として，Trail Making Testを施行した。数字を順番につなぐパートAは可能だったが，280秒と時間がかかった。数列と"あいうえお"を交互に結ぶパートBは，教示が理解できず中止した。Wisconsinカード分類検査では混乱して1カテゴリーも達成できなかった。

　入院後も同様な幻視が続き，落ち着かなくなることがあった。ドネペジル塩酸塩の投与にて幻視はやや軽減した。

　本例はびまん性レヴィ小体型認知症と考えられ，生き生きとした幻視・錯視が特徴的であった。後頭葉の内外側で灌流低下が初期からみられることから，一次視覚野から高次視覚野の機能異常が幻視の出現に関連しているものと考えられる。幻視であるという病識がないのは，後頭葉の機能障害が両側性であること，後頭葉以外の機能障害もあること，独特の意識障害を伴うことなどにより，十分なフィードバックがかからないためと考えられる。

5）幻視の発症機序

　幻視の発症機序はまだよくわかっていない。皮質病巣による幻視の発症起序として，刺激性幻視，解放性幻視，錯視に連続する幻視が提案されている。刺激性幻視は，病巣周囲の視覚野の易刺激性が亢進し，余分な信号を高次視覚野に伝えてしまうとするものである。解放性幻視は，一次視覚野から視覚連合皮質に伝わる視覚情報が遮断され，視覚連合皮質が解放さ

れることによって出現するとされる。

　錯視に連続する幻視は，レヴィ小体型認知症でみられるものが代表的で，高次視覚機能障害が関連している[176]。不十分な視覚情報に基づく視覚連合野での一種の補完現象が幻視として出現するのかもしれない。レヴィ小体型認知症で初期から後頭葉を含む代謝，血流の低下が観察されることも，これに合致する。

　一方，脳幹（特に中脳，橋上部）や視床の病変による脳脚性幻覚症の場合，視覚野や視覚路の機能低下はない。発生機序としては，前述のようにREM睡眠の機能が障害されることによって，夢の一部が覚醒状態であらわれるという説がある。

D. 皮質電気刺激による視覚性体験

　大脳皮質を直接電気刺激することにより，神経活動を誘発したり，抑制したりすることができる。この手法は，難治性てんかんや脳腫瘍などの患者で大脳機能の詳細な分布を知るために，術前評価の一環として施行されることがある。

　古くは Penfield ら（1954）が，皮質電気刺激により視覚体験が誘発されることを少数例で記載し，刺激部位により誘発される視覚症状は異なるとした[177]。一次視覚野である Brodmann17 野（後頭葉内側面の鳥距溝周囲）の刺激では対側視野に光や色など要素的なものが，後頭葉外側で後頭極よりの部位の刺激では両視野に要素的なものが，それより前方の刺激では既知の形態や人物が見えるという。しかし，筆者らの経験では，後頭葉外側から後頭頭頂葉結合部にかけての刺激により，"明るい感じ""砂をまいたような""影のようなもの"といった明らかな形態を伴わない要素的視覚体験が対側視野に限局して出現することがある。また，左紡錘状回前部の刺激で"文字"が見えるという視覚性体験が誘発され，同時に呼称障害が出現した。

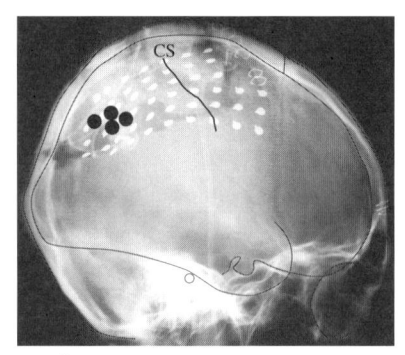

図48 【症例37】皮質電気刺激部位
頭部単純X線写真上の白い点は電極を示す。右頭頂後頭葉接合部の黒丸で示した部位を刺激した時に，左下視野に要素的幻視が出現する。

症例37 ● きらめく点―皮質電気刺激による視覚性体験①

19歳　右利き男性

既往歴：生後1か月で右側頭後頭葉に皮質下出血。

現病歴：10歳から，左視野でいろいろな色がグルグル回っているのが見えた後に意識消失に陥る発作が出現。その後，種々の薬物療法にもかかわらず発作頻度が増え，全身痙攣発作になることがあるため，難治性てんかんの手術目的に入院。

神経放射線学的所見：MRIでは右頭頂葉を中心とした萎縮を認めた。アミタールテストでは言語優位半球は左側だった。

神経学的所見：意識清明。左下視野が狭窄。左上下肢の軽度麻痺および感覚障害を認めた。

神経心理学的所見：手術的に右前頭頭頂後頭葉に硬膜下電極を挿入し，皮質電気刺激を施行した（**図48**）。右後頭頭頂葉接合部付近を刺激すると，左下視野に「何か影が映る」「白く光る」「ピンポン玉くらいの点が動く」といった要素的なものが見えた。刺激時に見えたものの位置を，患者の正面に置いたホワイトボードに記入してもらったが，左下視野に

D. 皮質電気刺激による視覚性体験　119

限局していた。それ以外の部位の電気刺激では視覚性体験は誘発されなかった。

症例38 ● 文字が浮かぶ—皮質電気刺激による視覚性体験②
19歳　右利き男性

既往歴：吸引分娩だったが，発達に異常なし。

現病歴：14歳時，就寝中に複雑部分発作あり。その後，日中にも同様の発作があり，また既視感や上腹部不快感を主体とする単純部分発作も出現するようになった。薬剤でのコントロールが難しいため，手術目的に入院。

神経放射線学的所見：MRIでは左側頭葉の萎縮を認めた。てんかんの焦点は左海馬および左下側頭回と考えられた。

神経学的所見：意識清明。神経学的に明らかな異常所見なし。

神経心理学的所見：通常の神経心理学的診察では異常所見はなかった。左紡錘状回前部の皮質電気刺激で，呼称が障害されるのと同時に"片仮名4～6文字が頭に浮かぶ"症状が出現した。片仮名はどちらかの視野に偏ることはなく"頭の中に"浮かび，時に一部を読めることがあった（"ガラス○○"）。はっきりと単語全体が認識されることはなく，課題の刺激とは無関係であった。同部位の刺激で，音読や読解が障害されることはなかった。この部位は皮質電気刺激で時に観察される"側頭葉底面言語野"に相当すると考えられた[178]。

ID# 第 **6** 章
高次視覚機能に関わる
神経基盤

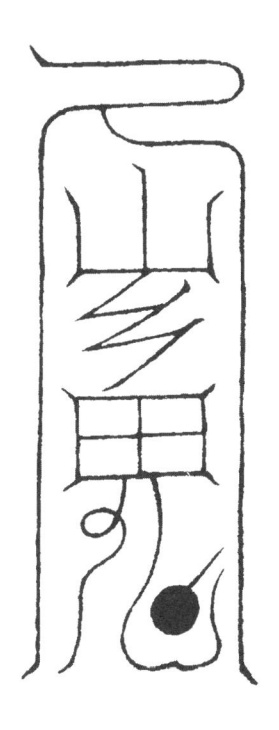

視覚性認知の神経基盤は，動物実験を中心とした神経生理学，脳損傷患者における神経心理学，そして近年では正常人における神経機能画像法を用いた研究により，徐々に明らかになってきた。

A. 視覚路のしくみ (図49)

網膜に入った光刺激が大脳皮質に達すると視覚が成立する。人間にとって視覚からの情報は非常に重要なため，視神経は約100万本の神経線維よりなり，脳神経系に出入りする神経線維の約40％にあたる。網膜から大脳皮質への視覚経路は2つに大別される。1つは外側膝状体背側核を経由して一次視覚野（V1）に至る膝状体視覚経路で，主として意識される視覚受容を司る。もう1つは上丘，視蓋前域，視床枕を経て高次視覚野に達する膝状体外視覚経路で，意識されない視覚受容に関連すると考えられている。

1）膝状体視覚経路

基本経路は網膜→外側膝状体→一次視覚野→高次視覚野である。網膜では，まず光刺激により視細胞に興奮が生じる。視細胞には明るい環境ではたらく錐体細胞と薄暗い環境ではたらく桿体細胞がある。錐体細胞は長波長光に感度の高いL錐体（赤感受性），中波長光に感度の高いM錐体（緑感受性），短波長光に感度の高いS錐体（青感受性）に分けられる。視細胞から双極細胞を経て網膜神経節細胞へ伝わった信号は，神経節細胞の軸索である視神経を通って外側膝状体に達する。外側膝状体の神経細胞（大細胞，小細胞，微小細胞）に伝えられた信号は，その軸索である視放線を通って後頭葉内側面の一次視覚野に至る。

膝状体視覚経路は，光刺激に対する特性により以下の3つの経路に分かれる。それぞれの経路の名前は，外側膝状体で経由する細胞の種類による。

A. 視覚路のしくみ　123

	膝状体視覚経路 (geniculostriate visual system)			膝状体外視覚経路 (extrageniculate visual system)
	大細胞系 (背側経路)	小細胞系 (腹側経路)	微小細胞系	
網膜錐体細胞	L＋M	L－M	S－(L＋M)	視細胞
網膜神経節	パラソル細胞	ミジェット細胞	両亜層分枝型細胞	視蓋前域上丘
	↓	↓	↓	↓
外側膝状体	大細胞層	小細胞層	微小細胞層	視床枕核 視床後外側核
	↓	↓	↓	↓
V1	4B	2/3層 (blob間)	2/3層 (blob)	
	↓	↓	↓	↓
V2	広線条	淡線条	狭線条	V2
	↓	↓	↓	↓
V3以降	MT MST V7	V4 TEO TE	V4	V3 MT
機能	運動方向	色(赤/緑) 輪郭	色(青/黄) 肌理	意識されない処理？

L＝L錐体細胞，M＝M錐体細胞，S＝S錐体細胞

図49　主な視覚経路

1. 大細胞系

主に，明暗・運動方向・奥行きの受容に関する経路である。背側経路または空間視経路と呼ばれることもある。網膜の錐体細胞のうち，長波長光に感度の高い L 錐体および中波長光に感度の高い M 錐体により受容された光刺激が，網膜神経節細胞のパラソル細胞に伝わり，外側膝状体の大細胞層に至る。さらに一次視覚野の 4B 層を経て，高次視覚野の V2，V3，MT（V5）から下頭頂小葉に至る。

2. 小細胞系

主に赤/緑の色の認知，形，連続性の受容に関する経路である。腹側経路または物体視経路と呼ばれることもある。網膜の錐体細胞の L 錐体と M 錐体の入力の差に反応し，網膜神経節細胞のミジェット細胞を経て，外側膝状体の小細胞層に至る。さらに一次視覚野の 2, 3 層のブロブ間から高次視覚野の V2, V4 を経て，下側頭葉（TEO, TE）に至る。

3. 微小細胞系

主に青/黄色の認知に関する経路である。網膜の錐体細胞のうち S 錐体への入力と L 錐体と M 錐体への入力の差に反応し，網膜神経節細胞の両亜層分枝型細胞に伝わり，外側膝状体の微小細胞層に至る。さらに一次視覚野の 2, 3 層のブロブを経て，高次視覚野の V2, V4 に至る。

4. 視野と視覚経路の関係

個々の視細胞は視野のある限られた範囲の視覚刺激のみを受容する。視野の各点は網膜に 1 対 1 で投影され，網膜上に視野地図が形成される。この視野地図は，外側膝状体，一次視覚野まで保たれる。これを網膜部位再現的構造と呼ぶ。光刺激は水晶体（レンズ）を通過するため，上下・左右が反転して網膜に投影される。すなわち左右反転・倒立像となる。左視野の視覚刺激は網膜右半分，右側の外側膝状体，一次視覚野へ，視野の上半分の刺激は網膜，一次視覚野の下半分に伝わる。たとえば，左視野すなわち網膜の右半分に入力された視覚刺激は，右外側膝状体を経て，右側の一次視覚野に達する。これは，網膜外側（鼻側視野）からの神経線維は交叉せず，網膜内側（耳側視野）からの神経線維は視交叉で対側に移ることに

よる．したがって，視交叉より後方で右側の視覚路が損傷されると，左同名性半盲（両眼とも左半分の視野欠損を生じた状態）となる．ただし，視野欠損の広がりは絶対的なものではなく，視野を調べる時の指標の大きさや光の強さで異なる．刺激の存在や動きはある程度わかる視野内でも，色や正確な形態は認知できない場合もある．

2） 膝状体外視覚経路

　ヒトにおける膝状体外視覚経路とその働きは，まだはっきりわかっていない．概要としては，網膜からの情報が上丘に達し，そこから視床枕を経由して高次視覚野に達する．盲視やRiddoch症候群（盲視野で，色の変化や動きの方向が意識的にわかる）の患者における検討から，色や動きの情報は，まずV5野に入り，そこからV4/V8やV2/V3に達すると考えられている[179,180]．つまり，より高次の視覚野から逆向きに情報が伝達される．ただし，V5野への入力が視床枕を介しているか，外側膝状体背側核を介しているかはまだ明らかでない．いずれにしても，V1を介さずにこれらの情報が処理されることはほぼ間違いなく，第2の視覚経路と考えられる．

B. 一次視覚野と高次視覚野

　これまで，高次視覚野はサルやネコなどの実験動物で詳細に検討されてきた．その結果，各領域ごとの機能が明らかとなり，高次視覚野の地図が作成された．このような各高次視覚野の局在とその連合については，ある程度ヒトにもあてはまるものと推測されてきたが，近年ではヒトにおける高次視覚野を神経機能画像法により直接同定することが可能となってきている．ここでは，サルとヒトの高次視覚野の対応と局在を整理しておく．
　外側膝状体を通った光刺激はまず，一次視覚野（V1）に入る．V1は，サルでは後頭葉外側面にある．V2は，サルではV1を取り巻くように月状

溝と下後頭溝に沿って存在する。V1より広い受容野をもち，視覚刺激をグループ化して大域的な形態特徴をとらえるのに関与している。錯視による主観的輪郭に反応する細胞もV2にみられる。V3は方位選択性，方向選択性，両眼視差選択性を示す細胞が多く，空間視経路に含まれると考えられている。一方，V4は大細胞系，小細胞系，微少細胞系から連絡を受けている。色の恒常性（照明光の色によらず，あるものの色がいつも同じ色として受容されること）や，「図と地」の分離などに関与している。形態視経路の最終段階である下側頭葉はサルでは前方のTE野と後方のTEO野に分けられる。TEO野の受容野は比較的小さく，網膜部位再現が見られるのに対し，TE野は広い視野をカバーし，網膜部位再現はみられない。またTEO野は単純な刺激に反応する細胞と複雑な刺激に反応する細胞が混在しているのに対し，TE野は複雑な刺激にしか反応しない。従って，TE野が形態認知にかかわる経路の最終段階と考えられる。しかし，TE野でも1つの物体に特異的に反応する細胞はみられない。

空間視経路の最終段階は下頭頂小葉で，中側頭回後端にあるMT野（V5）から主として動きに関する情報が，V3Aから主として視空間情報が伝わる。

ヒトでは，V1は後頭葉内側面にある鳥距溝内およびその周囲に存在し，外側にあるのは後頭極の部分だけである。後頭葉内側面で鳥距溝から下方に向かってV1，V2v，VP，V4v，V8が，鳥距溝から上方に向かってV1，V2d，V3が存在する。外側に認められるのは側頭葉の後方から後頭葉にかけて，MT，V4，V3などである[181]。

C. 形態認知に関わる神経システム

視覚対象の形態認知は主として腹側経路（小細胞系）が司っている。V1野，V2野からV4野を経て下側頭葉へ至る経路である。さらに詳しく述べると，網膜神経節のミジェット細胞から外側膝状体の小細胞層を介し

て，V1野の4Cβ層に入る．さらに4A層から2/3層のブロブ間領域に入り，V2野の淡線条領域に投射され，VP野，V4野へ伝達される．V1野のブロブ間領域は色情報の入るブロブ領域に比べて血流が少ないため，低酸素脳症になった場合に，形態認知の機能が色認知に比べて障害されやすいと考えられている[182]．

　形態認知に関わる高次視覚野は，いくつかの意味カテゴリーについて特異化している．その第1は顔である．サルでは上側頭溝内皮質に顔選択性細胞があることが報告されている[183]．ヒトでは紡錘状回の損傷により相貌失認が生じる．また，顔刺激により両側紡錘状回の活動が特異的に高まることが示されている[30, 184-186]．また，ヒトの脳表電極を用いた研究では，顔刺激による誘発電位は紡錘状回，舌状回から下側頭葉にかけて認められた．さらにこの領域を刺激すると，顔認知が障害されることが示唆された[187]．ただし，最近の高解像度のfMRIを用いた研究では，顔に特異的と考えられていた紡錘状回は均質ではなく，他の視覚刺激特異性をもつ部位が混在していることが明らかにされた[188]．

　また，文字認知に関わる領域も知られている．日本人の場合，左側頭葉後下部病巣で漢字のみの失読失書が生じることがある[189]．また機能的MRIを使った実験では，アルファベットの文字列刺激で後頭側頭溝と下後頭溝が特異的に賦活された[184]．したがって，言語優位半球後頭側頭移行部は文字認知に重要な部位と考えられている．

　このように高次視覚野がカテゴリー特異的な部位に相対的に分かれて見えることに関しては，カテゴリー毎に特異的なモジュールがあるという説[190]以外にも，いくつかの考え方がある．1つは，高次視覚野における視野対応で，顔は中心視野領域に関連した部位，建物は周辺視野領域に関連した部位と重なる[191]．2つめは，基本的な形態的特徴により視覚野が分かれるという説で，円に近い形や細長い形などに反応する部位があると考える[192]．3つめは対象の使われる状況や目的に依存するという説で，顔であれば社会的状況で，道具であればそれを使う目的や動作に関連して領域が定まる．4つめはある対象に関する熟知度に関連して領域が決まる

という説で,顔以外の対象でもその弁別に習熟してくると紡錘状回が関連してくるという[193]。したがって,顔と文字の高次視覚処理と関連する皮質領野に二重乖離は認められるが,その基盤となる生理学的差異についての議論は決着がついていない。

D. 色認知に関わる神経システム

網膜では,錐体細胞が色を受容する。錐体細胞は中心窩で最も密度が高いため,色は主に中心視野で受容される。V1, V2 に伝わった視覚刺激は,色選択性細胞がある V4 野,V8 野などで同定されると考えられている。人間の場合は両側または右側の紡錘状回中部を中心とした損傷で前述の大脳性色盲が生じることが知られている[41,42]。

E. 視空間認知に関わる神経システム

視空間認知には背側経路が関わると大まかには考えられている。しかし,空間内でものの位置を決めるための神経基盤は詳細には分かっていない。以下はサルの実験で明らかになっている事柄である。
V1 では視野と視覚野の間に正確な対応が認められ,それに次ぐのが V2 である。それ以降の高次視覚野は視野との緊密な対応関係はないが,V1 や V2 と双方向性の連絡をもつことによって,視野に関する情報を得ることができる。V3, V3A には,決まった方向を見て,そこに特定の傾きをもつ刺激が出たときだけに反応する細胞がある。したがって視線と連動して空間内の位置情報をコードしていると考えられる。また,頭頂葉の V6 には,視線の方向にかかわらず空間内のある位置で,刺激が決まった方向に動くときに反応する細胞が見つかっている。すなわち空間内の絶対的な位置情報をもつ細胞と推測される。この細胞は V3 を介して V1 と双方向

性の連絡をもち,視野情報と統合することが可能と考えられる。

F. 視空間認知から行為への神経システム

外界の情報を受けて,空間座標軸内で客体や自己を認識し,運動へと結びつける機能は頭頂葉が担っている。進化的には,立体視と手の巧緻運動の出現により手での捕食や道具使用が可能となり,頭頂葉のさらなる発達につながったと考えられている。

頭頂葉外側面の頭頂連合野は前頭葉背外側部との強い結合によって,視覚と体性感覚の入力を運動につなげる働きがある。下頭頂小葉は視覚の背側路として,対象の空間的認識や動作の組み立てなどを意識的に行う機能を持つ。上頭頂小葉は視覚の最背側路として,対象の空間的情報をオンラインで意識せずに運動につなげる働きをもつ[194]。また上頭頂小葉は自己身体図式にも関わっている。

頭頂間溝内側面および近傍の機能はサルではかなり詳細にわかっている。頭頂間溝の前方から,前部頭頂間溝領域(AIP)は把握運動,頭頂間溝底部(VIP)は自己身体周囲の空間の多感覚的認知,外側頭頂間溝領域(LIP;下頭頂小葉の最上部)は視覚刺激に関連する衝動性眼球運動,頭頂間溝内側部(MIP)は到達運動のための空間的位置の多感覚的コントロール,尾側頭頂間溝領域(CIP)は立体視(三次元図形や面の傾きの識別)に関わっている(図50)。すなわち,LIPで視線を向け,CIPで対象の三次元的特徴をとらえ,MIPで手を伸ばし,AIPでつかむという流れになる。いずれも手と眼の協調が必要な一連の動きに関連している。ヒトでも対応する機能部位が明らかになってきており,頭頂間溝近傍はサルと類似性が高いことがわかってきた[195]。

頭頂葉内側面は外部情報と自己産生情報の統合に関わるとされる[196]。ヒトが環境の中で自らの身体を移動させ定位する地誌的見当識は楔前部,脳梁膨大後域,帯状皮質後部が関連し,右半球が優位とされる。椅子や

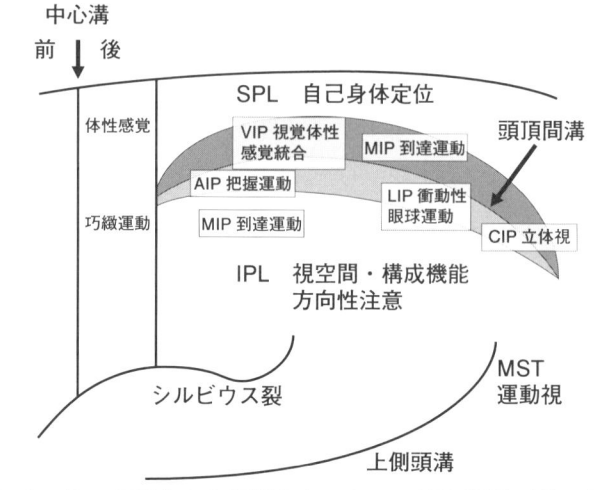

図50 サルの研究から類推されるヒトの頭頂間溝近傍の機能
(頭頂間溝を開いている)
　　AIP (anterior intraparietal)：前部頭頂間溝領域
　　CIP (caudal intraparietal)：尾側頭頂間溝領域
　　IPL (inferior parietal lobule)：下頭頂小葉
　　LIP (lateral intraparietal)：頭頂間溝外側領域
　　MIP (middle intraparietal)：頭頂間溝内側領域
　　MST (medial superior temporal)：上側頭溝内側領域
　　SPL (superior parietal lobule)：上頭頂小葉
　　VIP (ventral intraparietal)：頭頂間溝底部領域

ベッドなどに自分の身体の向きを合わせる身体定位能力には両側頭頂葉内側面も関与している。

G. 動きの認知に関わる神経システム

　サルではV5(MT野)で運動反応性，運動方向の選択性をもつ細胞が証明されている[197]。ヒトの運動視障害の症例では両側の後頭回上部から中側頭回にかけて病巣が認められた[198,199]。ヒトのfMRIによる研究では側頭後頭頭頂葉移行部を中心に活動がみられた[200]。さらに詳細な検討によ

り，下側頭溝と下側頭溝上行枝の接合部から1 cm 以内の脳溝内（下側頭溝，下側頭溝上行枝，外側後頭溝）に V5 が存在することが示唆された[201]。また動きの中でも，人間が四肢を動かすのを見る場合と，道具が動くのを見る場合では，側頭後頭葉内でも異なる部位が賦活されるのがわかった。人間の動きを見た場合は上側頭溝を中心とした賦活が見られ，道具の動きを見た場合は中側頭回に賦活がみられた[202]。経頭蓋磁気刺激法による実験では，同部を適切なタイミングで刺激することにより，運動視が障害されることが見出された[203, 204]。したがって，ヒトの運動視の中心領域（V5）は，中側頭回後方の側頭後頭頭頂葉移行部にあると考えられる。実際には刺激が動いていないのに動いて見える運動錯視，運動残像，仮現運動に関連して同部位が活動することが確かめられている[205-207]。最近，明るさによる動きとコントラストの違いによる動きの神経基盤は異なるという報告がいくつか出ている[208]。また，V1 が損傷された患者でも運動視が成立する場合があることから，皮質下から V1 を介さず直接 V5 へ入る経路が推定されている。

H. 神経基盤を知るための研究方法

1）神経心理学的検討

　神経心理学的検討の基本は，局所病巣によって起こる特異的な症状をとらえることである。たとえば，比較的限局した病巣により相貌認知に障害が生じれば，その病巣部位は相貌認知機能に寄与していたと推定される。ただし，ここで確認しておかなければならないことがある。それは，相貌認知に必要とされる基本的な視機能が保たれているか，相貌認知以外の視覚性認知に障害がないか，全般的な認知・注意障害はないか，他の病巣で同様の相貌認知障害は生じないかなどである。すなわち，その病巣部位と相貌失認の間に特異的な関係性があるかを確かめる必要がある。

　病巣と症状の特異的な関係を調べる古典的な考え方として，二重乖離の

原理がある[209]。ある病巣でAの機能が障害され，Bの機能が障害されないのは単純乖離である。この場合は，AのほうがBより大脳病巣の影響を受けやすいという階層性を示している可能性がある。一方，頭頂葉病巣でAは障害されるがBは正常で，側頭葉病巣でBは障害されるがAは正常だという状態を二重乖離という。このような二重乖離がみられる場合は，階層性の障害は考えにくく，頭頂葉とAの機能，側頭葉とBの機能という局在性を推論することができる。

　損傷部位から機能局在を論じる場合に，二重乖離の原理とともに階層性を意識することは大切である。たとえば，相貌失認の神経基盤を考える上で，機能障害がどのレベルで生じているかを詳細な神経心理学的検討からつめていく必要がある。視力が保たれていたとしても，視覚性注意の障害や，形態認知の障害などで相貌全体の形態的把握が不十分である可能性がある。また，相貌弁別だけでなく，家畜の紋様の弁別など，個体識別のレベルでの障害の可能性もある。どのレベルでの障害がどのような局所病巣で生じているか，個々のデータを積み重ねていくことにより，ある視覚認知機能に関わる神経ネットワークの全体像が徐々に明らかになっていくと考えられる。

2）神経機能画像法による検討

　ヒトやサルの神経機能画像による研究は，機能的MRIの出現により広く行われるようになった。特に視覚野に関する研究はめざましいものがある。まず，V1，V2，V3に関しては視野との対応をもとにヒトでも詳細な部位が特定されている。これは，視野と視覚野の対応がそれぞれの視覚野毎に反転することを応用している。

　すなわち，鳥距溝より下の右側のV2は左上1/4視野に対応しており，その対応は背側から腹側にかけて12時方向から3時方向に並んでいる。次にそれに隣接するV3は背側から腹側にかけて3時方向から12時方向に逆の方向に並んでいる。この原理を応用すると，楔状の刺激を同心円上で少しずつずらしながら見せることにより，境目となる3時方向に対応す

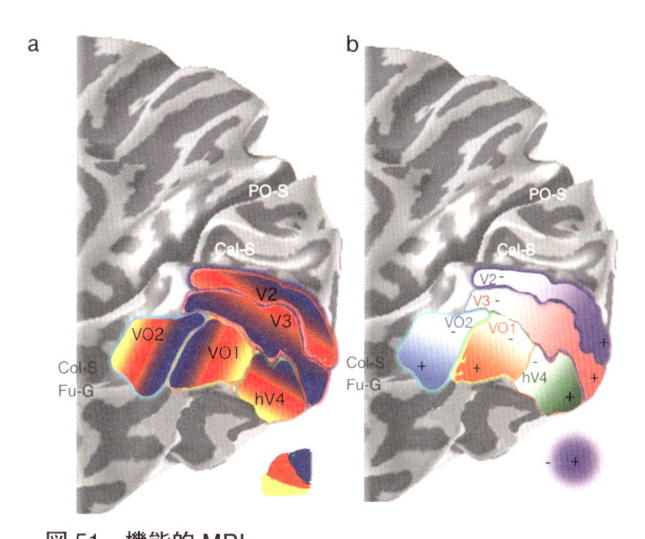

図 51　機能的 MRI
a：angular map, b：eccentricity map

る部位を知ることができる。これを angular map といって，視覚野の同定に使われている（**図 51-a**）。一方，注視点の位置からの同心円上の偏りを偏心度（eccentricity）といい，偏心度と視覚野にも一定の対応関係がある。これを eccentricity map（**図 51-b**）という。angular map と eccentricity map はそれぞれの視覚野で決まった配列をしているために，視覚野を弁別する際に有用である。V4 以降の高次視覚野に関しては，報告者により何種類かの異なる分け方がある。その中の1つを紹介するとV3 の腹側に hV4（human V4），その前方に ventral occipital cortex（VO1, VO2）が想定され，angular map と eccentricity map においても図のような配列をしていると考えられる[210]。

　近年の複雑な視覚課題においては，まず上記の方法で視覚領野の部位を同定し，その上で課題に関連する部位がそのどれに相当するかを考察するものが多い。

3) 動物における神経生理学的検討

　視覚野の詳細なはたらきは，実験動物における単一ニューロン活動の記録によって明らかになった部分が多い。詳細は成書に譲るが[211]，動物の視覚野とヒトの視覚野に機能的，解剖学的差異があることは心にとめておいたほうがよい。

第 7 章
高次視覚機能を知るための検査方法

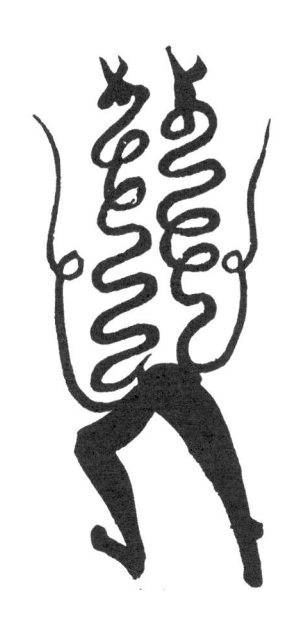

A. 要素的視覚機能

　視機能に障害のある患者は明るさの影響を受けやすいため，視覚に関する検査は十分に明るい場所で施行する．

1）視力
　視力は，中心視野において2次元的に広がったものの弁別能力をさす．片眼ずつ遠見視力と近見視力を測定する．遠見視力は日常生活動作のうえで欠かせず，遠見視力表（たとえば，ランドルト環などによる5m視力）により測定する．自分の身辺周囲の活動や机上の検査においては近見視力が重要である．しかし，視覚性注意障害のある症例，形態認知の困難な症例では実施が困難なことがある．同時失認がある場合は，一度に指標を1つのみ呈示して検査する．また，言語理解の悪い症例では，実際にやってみせて理解させる必要がある．
　正式に視力の測定が難しい場合も，障害物を適切によけて歩く，必要なものをつまめるなど日常生活動作の観察で，ある程度は推測できる．

2）視野
　ベッドサイドでは，対座法により検者の視野と比べながら片眼ずつ調べる．定量的には，Goldmann視野計（動的視野），Humphry視野計（静的視野）などの器機を用いて測定する．全般性注意障害や視覚性注意障害があると，注視点を固視できないため計測が難しくなる．その場合には正確な測定はできないものの，視野の外側から刺激を近づけて自然に視線を向けてしまう側，反応の乏しい側などの差から視野の左右差は推測できることが多い．
　対象の視覚認知を障害しうるのは，高度の視野狭窄，中心暗点，黄斑回避のない同名性半盲などである．黄斑回避のある同名性半盲や，水平性半

盲は通常対象認知に影響しない。

3) コントラスト感度

　視力が細かい視覚刺激（高い空間周波数）の解像限界を示すのに対して，コントラスト感度は広い空間周波数帯域にわたる弁別能力を表す。コントラスト感度は，明るい部分と暗い部分の輝度差を弁別する能力を，さまざまな空間周波数（一定の長さあたりの明暗の縞模様の数）ごとに調べる。すなわち，1つの空間周波数のみを含む縞状の刺激を，異なるコントラスト（輝度差）で呈示し，空間周波数毎のコントラスト感度を測定する。

　神経細胞は特定の空間周波数帯域に指向性をもついくつかの群に分かれ，ある空間周波数帯域のコントラスト感度が特に低下する病態も知られている。物品や文字の認知には比較的高い空間周波数のコントラスト感度が重要である。したがって，この帯域のコントラスト感度が低下していると物品認知に影響する可能性がある。

　定量的には正弦波グレーティングによる縞模様をパソコンで作製し，その傾きの方向を答えさせることなどで測定する。ベッドサイドではいろいろなコントラストで文字の書いてある Sloan charts (Precision Vision, LaSalle, IL) やPelli-Robinson chart (Lombart Instrument Co., Norfolk, VA) などが使われる。

4) 立体視（両眼視差）

　奥行きを知覚する立体視には多くの手がかりが使われる。両眼視差による立体視は，比較的近くにある対象が両眼に入力されるときに，その像が左右にわずかにずれることで，奥行きを知覚する。両眼視差による立体視には局所性立体視と，全体性立体視がある。局所性立体視はそれぞれの目に入る点の対応づけが明らかな場合で，ニューステレオテストなどで検査する。全体性立体視は各目の対応する点が明らかでない場合で，ランダムドットステレオグラムで調べられる。

　立体視の手がかりとしては両眼視差以外にも，遠ざかるほど，ぼやけ

る，細かい肌理が見えなくなる，前のものの陰になる，小さくなるなどさまざまのものがある．頭を動かすと，運動視差（近くのものほど大きく動く）が生じるため，奥行きの手がかりになる．実際の生活ではこれらのキューを組み合わせて奥行きを知覚しているため，両眼視差による立体視の障害のみで不自由を訴えることはない．生来，斜視などにより単眼視している人は，両眼視差を使わずに生活している．

B．形態認知

　形態が正確に捉えられているかどうかは，2つの形態の異同判断，同じ形態を多肢選択で選ぶマッチング，形態の模写などで確認する．ただし，模写の場合は描くという行為の影響が大きく，うまく模写できなかった場合に形態認知が不良だったかどうかは判断できない．逆に正確に模写できれば，形態認知は保たれていると推察できる．

　形態認知は，無意味な形と有意味な形，2次元と3次元，単純な形と複雑な形などいろいろな要因で分けられる．意味と結びつかない無意味図形の認知は，トップダウンの解析が難しく，正確な視空間認知機能が必要となる．例えば鏡像の区別がつかない場合や，線の傾きの判断が難しい場合は，対象によっては異同判断やマッチングが困難になる．したがって，どのような図形で異同判断やマッチングを誤るか，質的な面の詳細な観察が必要となる．

　形態認知を調べる際にはカテゴリーも重要である．無意味図形，幾何学図形，物品，記号，文字，相貌，風景など，視覚的特性が異なるだけでなく，学習を通して形成される視覚性認知のネットワークが異なるため，それぞれが独立して障害されうるからである．

　検査としては developmental test for visual perception-adolescent and adult（DTVP-A）や Birmingham Object Recognition Battery（BORB）が使われる．本邦で開発された高次視知覚検査にも数は少ないが，形態認知に

関する課題がある。

C. 色覚認知

　色覚の検査として，パネル D-15 テスト，Farnsworth-Munsell 100 hue test，City University colour vision test のような近似色選択課題が用いられる。これらの検査では，刺激の輝度がほぼ同じになるように統制されており，輝度の差から選択することはできない。視覚性注意の障害がある場合は，色標の数が増えると施行が難しいため，数を制限して見せる工夫も必要である。
　簡便な方法としては石原式や大熊式の色覚検査表が使われるが，色相差が大きいため，後天的な色覚異常の検出には不十分なことがある。また，色覚に異常がなくても，細かい点からなる形態を把握できないために不正解となる場合もあり，注意が必要である。
　色覚の検査以外に，色と色名，色とものとの結びつきを検討することが鑑別のため必要なことがある。ベッドサイドでは，色と色名の関係として，色名呼称や色名呈示による色板の指示を用いる。色とものとを関連づける能力をみるために，塗り絵，適切な色がついた絵を選択する課題などが使える。特定の色を持つ物品の色名を答える課題（例：バナナは黄色）を用いて，ものと色名の連合が保たれているか否かを調べることもできる。

D. 視空間認知

　視空間認知は前述のように，対象と対象の関係，手の届く範囲での対象と身体の関係，身体の空間関係，自分の動き回れる範囲での空間認知に分けられる。対象と対象の空間認知は，2 次元または 3 次元で調べることが

できる。ベッドサイドでは，立方体の模写，アナログ時計の読みなどでスクリーニングする。検査としては，要素的なものとして Judgment of line orientation（Benton）や，developmental test for visual perception-adolescent and adult（DTVP-A）や本邦で開発された高　次視知覚検査の下位検査を用いることができる。また，知能検査の動作性項目も視空間認知機能を要するものが多い。しかし，いずれも視空間認知機能以外の機能も必要とするため，点数が低い場合に，その原因が視空間認知障害にあるかどうかは慎重に判断する必要がある。

　対象と自分の身体の関係としては，注視したものに手で正確に到達できるか，周辺視野にあるものに手で正確に到達できるかを検査する。前者の障害が視覚失調，後者の障害が視覚運動性失調と呼ばれる。また，身体全体と対象の視空間関係の異常は，椅子に適切に座れるか，ベッドにまっすぐ寝られるかなどを観察する。

　身体の空間関係については，キツネの手の形を真似させるような手指の肢位模倣，両上肢や上肢と頭部の位置関係の模倣が適切にできるかを検討する。

　動き回れる範囲での空間認知の障害は，実際に家の周囲や病棟を歩かせてみて，迷わないかどうかをみる。看板や部屋番号など言語的な情報を探す傾向がある場合は，障害されている可能性がある。障害がある場合は，上述の地誌的失見当の症例で示したように関連する機能について，検索を進める。

E．動きの認知（運動視）

　純粋に運動視を調べるためには，動き以外の手がかりのない均一運動知覚刺激（coherent motion perception）を用いる必要がある。これはディスプレイ上のランダムな位置に一定数の点が出現し，一定時間動いてから消滅する刺激である。決められた割合の点が一定時間同一方向に動いて消滅

し，残りの点はランダムな方向に動いて消滅する状態にする。同一方向に動く点がある割合を超えると，画面全体にその方向への漠然とした動きを知覚するようになる。この閾値を求めることによって，運動視の能力を測定することができる。

F. 視覚性注意

　ベッドサイドでは，書字や描画が紙面の一部に偏らないか，描画や模写の際，一部を描かないままにしていないか，読字の際，一部を読み落とす，次の行に移れないなどの症状がないか，などが参考になる。異常が疑われる場合は，線分2等分検査や線分抹消検査をベッドサイドで行うことができる。また，重症の左半側空間無視の場合は，日常生活においても，いつも右側ばかり見ている，左側空間のものに気づかない，左から話しかけると反応が遅い，左側身体をぶつけやすいなどの症状が観察される。同時失認では，目の前のものに気づかない，捜し物に時間がかかるなどに家人が気づいていることがある。

　包括的な検査としては，Behavioural Inattention Test が広く使われており，日本語版がBIT行動無視検査として市販されている。ただし，明らかな半側空間無視，同時失認などが疑われる場合は，症状に応じて詳細な検査が必要になる。

参考文献

【第1章】
1) Brown J : Mind and nature. Whurr Publishers, London, 2000
2) Lissauer H : Ein Fall von Seelenblindheit nebst einem Beitrage zur Theorie derselben. Arch Psychiatr Nervenkr 21 : 222-270, 1890
3) Riddoch M, Humphreys G : A case of integrative visual agnosia. Brain 110 : 1431-1462, 1987
4) Iorio L, Falanga A, Fragassi NA, et al : Visual associative agnosia and optic aphasia. A single case study and a review of the syndromes. Cortex 28 : 23-37, 1992
5) Milner AD, Perrett DI, Johnston RS, et al : Perception and action in 'visual form agnosia'. Brain 114 (Pt 1B) : 405-428, 1991
6) Benson DF, Greenberg JP : Visual form agnosia. A specific defect in visual discrimination. Arch Neurol 20 : 82-89, 1969
7) Landis T, Graves R, Benson DF, et al : Visual recognition through kinaesthetic mediation. Psychol Med 12 : 515-531, 1982
8) 鈴木匡子, 野村宏, 山鳥重, 他：水平性上半盲を伴った"連合型"視覚性失認の1例. 臨床神経学 37：31-36, 1997
9) McCarthy RA, Warrington EK : Visual associative agnosia, a clinico-anatomical study of a single case. J Neurol Neurosurg Psychiatry 49 : 1233-1240, 1986
10) 山鳥重, 大角幸雄, 藤定秀夫：失読, 物体失認, 空間失認を伴わない画像失認. 臨床神経学 25：744-750, 1985
11) Turnbull OH, Driver J, McCarthy RA : 2D but not 3D. pictorial-depth deficits in a case of visual agnosia. Cortex 40 : 723-738, 2004
12) 鈴木麻希, 鈴木匡子, 平山和美, 他：水滴のついたトマトがなぜ分からないのか. ―画像の認知に困難を示した一例―. 臨床神経心理 11：13-19, 2000
13) Julesz B : Textons, the elements of texture perception, and their interactions. Nature 290 : 91-97, 1981
14) Kastner S, De Weerd P, Ungerleider LG : Texture Segregation in the Human Visual Cortex, A Functional MRI Study. J Neurophysiol 83 : 2453-2457, 2000
15) Hiraoka K, Suzuki K, Hirayama K, et al : Visual agnosia for line drawings and silhouettes without apparent impairment of real-object recogni-

tion : A case report. Behavioural Neurology 21 : 187-192, 2009
16) Ohtake H, Fujii T, Yamadori A, et al : The influence of misnaming on object recognition : a case of multimodal agnosia. Cortex 37 : 175-186, 2001
17) Damasio AR, Damasio H, Van Hoesen GW : Prosopagnosia, anatomic basis and behavioral mechanisms. Neurology 32 : 331-341, 1982
18) Bornstein B, Sroka H, Munitz H : Prosopagnosia with animal face agnosia. Cortex 5 : 164-169, 1969
19) Newcombe F, Young AW, De Haan EH : Prosopagnosia and object agnosia without covert recognition. Neuropsychologia 27 : 179-191, 1989
20) De Renzi E : Prosopagnosia in two patients with CT scan evidence of damage confined to the right hemisphere. Neuropsychologia 24 : 385-389, 1986
21) Baylis GC, Rolls ET, Leonard CM : Selectivity between faces in the responses of a population of neurons in the cortex in the superior temporal sulcus of the monkey. Brain Res 342 : 91-102, 1985
22) Takahashi N, Kawamura M : Pure topographical disorientation, the anatomical basis of landmark agnosia. Cortex 38 : 717-725, 2002
23) De Renzi E, Perani D, Carlesimo GA, et al : Prosopagnosia can be associated with damage confined to the right hemisphere, an MRI and PET study and a review of the literature. Neuropsychologia 32 : 893-902, 1994
24) Whiteley AM, Warrington EK : Prosopagnosia. a clinical, psychological, and anatomical study of three patients. J Neurol Neurosurg Psychiatry 40 : 395-403, 1977
25) Landis T, Cummings JL, Christen L, et al : Are unilateral right posterior cerebral lesions sufficient to cause prosopagnosia ? Clinical and radiological findings in six additional patients. Cortex 22 : 243-252, 1986
26) Sergent J, Villemure JG : Prosopagnosia in a right hemispherectomized patient. Brain 112 (Pt 4) : 975-995, 1989
27) Lhermitte F, Pillon B : Prosopagnosia. Role of the right hemisphere in visual perception. Apropos of a case after right occipital lobectomy Rev Neurol (Paris) 131 : 791-812, 1975
28) Suzuki K, Yamadori A, Takase S, et al : Transient prosopagnosia and lasting topographical disorientation after the total removal of a right occipital arteriovenous malformation. Rinsho Shinkeigaku 36 : 1114-1117, 1996
29) Sergent J, Ohta S, MacDonald B : Functional neuroanatomy of face and object processing. A positron emission tomography study. Brain 115 Pt

1：15-36, 1992
30) Haxby JV, Horwitz B, Ungerleider LG, et al：The functional organization of human extrastriate cortex. a PET-rCBF study of selective attention to faces and locations. J Neurosci 14：6336-6353, 1994
31) Puce A, Allison T, Gore JC, et al：Face-sensitive regions in human extrastriate cortex studied by functional MRI. J Neurophysiol 74：1192-1199, 1995
32) Kanwisher N, McDermott J, Chun MM：The fusiform face area：a module in human extrastriate cortex specialized for face perception. J Neurosci 17：4302-4311, 1997
33) McCarthy G, Puce A, Belger A, et al：Electrophysiological studies of human face perception. II. Response properties of face-specific potentials generated in occipitotemporal cortex. Cereb Cortex 9：431-444, 1999
34) Haxby JV, Ungerleider LG, Clark VP, et al：The effect of face inversion on activity in human neural systems for face and object perception. Neuron 22：189-199, 1999
35) Nakamura K, Kawashima R, Sato N, et al：Functional delineation of the human occipito-temporal areas related to face and scene processing. A PET study. Brain 123 (Pt 9)：1903-1912, 2000
36) Yovel G, Kanwisher N：Face perception. domain specific, not process specific. Neuron 44：889-898, 2004
37) Hoffman EA, Haxby JV：Distinct representations of eye gaze and identity in the distributed human neural system for face perception. Nat Neurosci 3：80-84, 2000
38) 鈴木匡子, 早川裕子, 遠藤佳子, 他：運動覚による読みに対する視覚的干渉 (会). 神経心理学 1998
39) 鈴木妙美, 鈴木匡子, 飯塚統, 他：熟字訓の音読が良好な左利き右半球性失読症例. 脳と神経 56：679-684, 2004
40) Damasio A, Yamada T, Damasio H, et al：Central achromatopsia. behavioral, anatomic, and physiologic aspects. Neurology 30：1064-1071, 1980
41) Cavanagh P, Henaff MA, Michel F, et al：Complete sparing of high-contrast color input to motion perception in cortical color blindness. Nat Neurosci 1：242-247, 1998
42) Hadjikhani N, Liu AK, Dale A, et al：Retinotopy and color sensitivity in human visual cortical area V8. Nature Neruoscience 1：235-241, 1998

【第 2 章】
43) Gallese V, Fadiga L, Fogassi L, et al：Action recognition in the premotor cortex. Brain 119 (Pt 2)：593-609, 1996

44) Leinonen L, Hyvarinen J, Nyman G, et al：I. Functional properties of neurons in lateral part of associative area 7 in awake monkeys. Exp Brain Res 34：299-320, 1979
45) Benton AL, Hamsher Kd, Varney NR, et al：Judgment of line orientation. Oxford University Press, New York, 1983
46) Ska B, Poissant A, Joanette Y：Line orientation judgment in normal elderly and subjects with dementia of Alzheimer's type. J Clin Exp Neuropsychol 12：695-702, 1990
47) Levin BE, Llabre MM, Reisman et al：Visuospatial impairment in Parkinson's disease. Neurology 41：365-369, 1991
48) Critchley M：The parietal lobes. Hafner Press, New York, 1953
49) Benton AL：Disorders of spatial orientation. In：Vinken PJ, Bruyn GW,（eds）：Handbook of Clinical Neurology. North-Holland Publishing Company, Amsterdam, 1969
50) Warrington EK, James M, Kinsbourne M：Drawing disability in relation to laterality of cerebral lesion. Brain 89：53-82, 1966
51) Gainotti G, Tiacci C：Patterns of drawing disability in right and left hemispheric patients. Neuropsychologia 8：379-384, 1970
52) Benson DF, Barton MI：Disturbances in constructional ability. Cortex 6：19-46, 1970
53) Arena R, Gainotti G：Constructional apraxia and visuoperceptive disabilities in relation to laterality of cerebral lesions. Cortex 14：463-473, 1978
54) Dee HL, Benton AL：A cross-modal investigation of spatial performances in patients with unilateral cerebral disease. Cortex 6：261-272, 1970
55) Mack J, Levine R：The basis of visual constructional disability in patients with unilateral cerebral lesions. Cortex 17：515-532, 1981
56) 鈴木匡子，今村徹，小暮久也：脳梁梗塞による半球離断症状．現代医療 24：917-920, 1992
57) Christensen A-L：ルリア神経心理学的検査法．医歯薬出版，1988
58) Hayakawa Y, Suzuki K, Fujii T, et al：A case with dressing apraxia. No To Shinkei 49：171-175, 1996
59) 田邊敬貴：痴呆の症候学．医学書院，2000
60) Suzuki K, Otsuka Y, Endo K, et al：Visuospatial deficits due to impaired visual attention：investigation of two cases of slowly progressive visuospatial impairment. Cortex 39：327-341, 2003
61) Takahashi N, Kawamura M, Shiota J, et al：Pure topographic disorientation due to right retrosplenial lesion. Neurology 49：464-469, 1997
62) Maguire EA：The retrosplenial contribution to human navigation：a review of lesion and neuroimaging findings. Scand J Psychol 42：225-238,

2001
63) Hartley T, Maguire EA, Spiers HJ, et al : The well-worn route and the path less traveled. distinct neural bases of route following and wayfinding in humans. Neuron 37 : 877-888, 2003
64) Sato N, Sakata H, Tanaka YL, et al : Navigation-associated medial parietal neurons in monkeys. Proc Natl Acad Sci U S A 2006
65) Suzuki K, Yamadori A, Hayakawa Y, Fujii T : Pure topographical disorientation related to dysfunction of the viewpoint dependent visual system. Cortex 34 : 589-599, 1998
66) 山鳥重：神経心理学入門．医学書院，1985
67) 鈴木匡子，早川裕子，藤井俊勝，他：左頭頂後頭葉梗塞後に使用失行，身体失認を呈した一例．神経心理学，1997
68) Benson DF, Ardila A : Acalculia. In : Aphasia. A clinical perspective. Oxford University Press, New York, 1996
69) Grana A, Hofer R, Semenza C : Acalculia from a right hemisphere lesion dealing with "where" in multiplication procedures. Neuropsychologia 44 : 2972-2986, 2006
70) Dehaene S, Molko N, Cohen L, et al : Arithmetic and the brain. Curr Opin Neurobiol 14 : 218-224, 2004
71) Pesenti M, Thioux M, Seron X, et al : Neuroanatomical substrates of arabic number processing, numerical comparison, and simple addition. a PET study. J Cogn Neurosci 12 : 461-479, 2000
72) Simon O, Mangin JF, Cohen L, et al : Topographical layout of hand, eye, calculation, and language-related areas in the human parietal lobe. Neuron 33 : 475-487, 2002
73) Culham JC, Kanwisher NG : Neuroimaging of cognitive functions in human parietal cortex. Curr Opin Neurobiol 11 : 157-163, 2001

【第3章】
74) Hikosaka O, Miyauchi S, Shimojo S : Voluntary and stimulus-induced attention detected as motion sensation. Perception 22 : 517-526, 1993
75) Ota H, Fujii T, Suzuki K, et al : Dissociation of body-centered and stimulus-centered representations in unilateral neglect. Neurology 57 : 2064-2069, 2001
76) Hikosaka O, Miyauchi S, Shimojo S : Focal visual attention produces illusory temporal order and motion sensation. Vision Res 33 : 1219-1240, 1993
77) Kanwisher N, Wojciulik E : Visual attention : insights from brain imaging. Nat Rev Neurosci 1 : 91-100, 2000

78) Husain M, Kennard C : Visual neglect associated with frontal lobe infarction. J Neurol 243 : 652-657, 1996
79) Husain M, Rorden C : Non-spatially lateralized mechanisms in hemispatial neglect. Nat Rev Neurosci 4 : 26-36, 2003
80) Bálint R : Seelenlähumug des "Schauens", optische Ataxie, räumliche Störung der Aufmerkasamkeit. Monatschr. Psychiatr. Neurol 25 : 51-81, 1909
81) Farah MJ : Visual agnosia, Disorders of object recognition and what they tell us about normal vision. The MIT Press, Cambridge, USA, 1990
82) Harvey M : Psychich paralysis of gaze, optic ataxia, spatial disorder of attention. Translated from Bálint (1909). Cognitive Neuropsychology 12 : 266-282, 1995
83) Humphreys GW : Neural representation of objects in space. A dual coding account. Phil Trans R Soc Lond. B 353 : 1341-1351, 1998
84) Holmes G, Horax G : Disturbances of spatial orientation and visual attention, with loss of stereoscopic vision. Arc Neurol Psychiatry 1 : 385-407, 1919
85) Kinsbourne M, Warrington EK : The Localizing Significance of Limited Simultaneous Visual Form Perception. Brain 86 : 697-702, 1963
86) 井村恒郎, 野上芳美, 千秋哲郎, 他：視覚性失認の象徴型. 精神医学 2 : 797-806, 1960
87) 大東祥孝, 石橋裕：同時失認, 相貌失認などの特異的な認知障害を示した急性壊死性脳炎の臨床例. 脳と神経 27 : 1203-1211, 1975
88) Wolpert I : Die Simultanagnosie. Störung der Gesamtauffassung. Zeitschrift für die Gesamte Neurologie und Psychiatrie 93 : 397-415, 1924
89) Ota H, Fujii T, Tabuchi M, et al : Different spatial processing for stimulus-centered and body-centered representations. Neurology 60 : 1846-1848, 2003
90) Kashiwagi A, Kashiwagi T, Nishikawa T, et al : Hemispatial neglect in a patient with callosal infarction. Brain 113 (Pt 4) : 1005-1023, 1990
91) Heilman KM, Valenstein E : Mechanisms underlying hemispatial neglect. Ann Neurol 5 : 166-170, 1979
92) Gandhi SP, Heeger DJ, Boynton GM : Spatial attention affects brain activity in human primary visual cortex. Proc Natl Acad Sci U S A 96 : 3314-3319, 1999
93) Kastner S, De Weerd P, Desimone R, et al : Mechanisms of directed attention in the human extrastriate cortex as revealed by functional MRI. Science 282 : 108-111, 1998

94) Kastner S, Ungerleider LG：Mechanisms of visual attention in the human cortex. Annu Rev Neurosci 23：315-341, 2000
95) Corbetta M, Shulman GL, Miezin FM, et al：Superior parietal cortex activation during spatial attention shifts and visual feature conjunction. Science 270：802-805, 1995
96) Desimone R, Duncan J：Neural mechanisms of selective visual attention. Annu Rev Neurosci 18：193-222, 1995
97) Karnath HO, Ferber S, Himmelbach M：Spatial awareness is a function of the temporal not the posterior parietal lobe. Nature 411：950-953, 2001
98) Hillis AE, Newhart M, Heidler J, et al：Anatomy of spatial attention：insights from perfusion imaging and hemispatial neglect in acute stroke. J Neurosci 25：3161-3167, 2005
99) Damasio AR, Damasio H, Chui HC：Neglect following damage to frontal lobe or basal ganglia. Neuropsychologia 18：123-132, 1980
100) Stein S, Volpe BT：Classical "parietal" neglect syndrome after subcortical right frontal lobe infarction. Neurology 33：797-799, 1983
101) Ishiai S, Watabiki S, Lee E, et al：Preserved leftward movement in left unilateral spatial neglect due to frontal lesions. J Neurol Neurosurg Psychiatry 57：1085-1090, 1994
102) Bisiach E, Ricci R, Lualdi M, et al：Perceptual and response bias in unilateral neglect：two modified versions of the milner landmark task. Brain Cogn 37：369-386, 1998
103) Vallar G, Perani D：The anatomy of unilateral neglect after right-hemisphere stroke lesions. A clinical/CT-scan correlation study in man. Neuropsychologia 24：609-622, 1986
104) Doricchi F, Tomaiuolo F：The anatomy of neglect without hemianopia：a key role for parietal-frontal disconnection？ Neuroreport 14：2239-2243, 2003
105) Corbetta M, Akbudak E, Conturo TE, et al：A common network of functional areas for attention and eye movements. Neuron 21：761-773, 1998
106) Nobre AC, Gitelman DR, Dias EC, et al：Covert visual spatial orienting and saccades：overlapping neural systems. Neuroimage 11：210-216, 2000
107) Coull JT, Walsh V, Frith CD, et al：Distinct neural substrates for visual search amongst spatial versus temporal distractors. Brain Res Cogn Brain Res 17：368-379, 2003
108) Hopfinger JB, Buonocore MH, Mangun GR：The neural mechanisms of top-down attentional control. Nat Neurosci 3：284-291, 2000

109) Navon D：What does a compound letter tell the psychologist's mind？ Acta Psychol (Amst) 114：273-309, 2003
110) Marshall JC, Halligan PW：Seeing the forest but only half the trees？ Nature 373：521-523, 1995
111) Doricchi F, Incoccia C：Seeing only the right half of the forest but cutting down all the trees？ Nature 394：75-78, 1998
112) Robertson IH：Visual attention：controlling what we see and do. Curr Biol 8：R232-234, 1998
113) Lux S, Thimm M, Marshall JC, et al：Directed and divided attention during hierarchical processing in patients with visuo-spatial neglect and matched healthy volunteers. Neuropsychologia 44：436-444, 2006
114) Han S, Jiang Y, Mao L, et al：Attentional modulation of perceptual grouping in human visual cortex：functional MRI studies. Hum Brain Mapp 25：424-432, 2005
115) Fink GR, Halligan PW, Marshall JC, et al：Where in the brain does visual attention select the forest and the trees？ Nature 382：626-628, 1996
116) Fink GR, Halligan PW, Marshall JC, et al：Neural mechanisms involved in the processing of global and local aspects of hierarchically organized visual stimuli. Brain 120 (Pt 10)：1779-1791, 1997
117) Sasaki Y, Hadjikhani N, Fischl B, et al：Local and global attention are mapped retinotopically in human occipital cortex. Proc Natl Acad Sci USA 98：2077-2082, 2001
118) Weissman DH, Woldorff MG：Hemispheric asymmetries for different components of global/local attention occur in distinct temporo-parietal loci. Cereb Cortex 15：870-876, 2005
119) Yamaguchi S, Yamagata S, Kobayashi S：Cerebral asymmetry of the "top-down" allocation of attention to global and local features. J Neurosci 20：RC72, 2000
120) Koivisto M, Revonsuo A, Lehtonen M：Independence of visual awareness from the scope of attention：an electrophysiological study. Cereb Cortex 16：415-424, 2006
121) Roalf D, Lowery N, Turetsky BI：Behavioral and physiological findings of gender differences in global-local visual processing. Brain Cogn 60：32-42, 2006
122) Brain W：Visual diorientation with special reference to lesions of the right hemisphere. Brain 64：244-272, 1941
123) Vuilleumier P, Valenza N, Mayer E, et al：Near and far visual space in unilateral neglect. Ann Neurol 43：406-410, 1998
124) Halligan PW, Marshall JC：Left neglect for near but not far space in

man. Nature 350：498-500, 1991
125) Snyder LH, Batista AP, Andersen RA：Coding of intention in the posterior parietal cortex. Nature 386：167-170, 1997
126) Wojciulik E, Kanwisher N：The generality of parietal involvement in visual attention. Neuron 23：747-764, 1999
127) Le TH, Pardo JV, Hu X：4 T-fMRI study of nonspatial shifting of selective attention：cerebellar and parietal contributions. J Neurophysiol 79：1535-1548, 1998
128) Shulman GL, Ollinger JM, Akbudak E, et al：Areas involved in encoding and applying directional expectations to moving objects. J Neurosci 19：9480-9496, 1999
129) Corbetta M, Kincade JM, Shulman GL：Neural systems for visual orienting and their relationships to spatial working memory. J Cogn Neurosci 14：508-523, 2002
130) Corbetta M, Shulman GL：Nat Rev Neurosci 3：201-215, 2002
131) Shulman GL, et al：J Neuroscience 29：4392-4407, 2009
132) Malhotra P, et al：Brain 132：645-660, 2009

【第4章】

133) 鈴木匡子：視覚処理とその障害の無認知. 神経心理学 19：44-51, 2003
134) Von Monakow C：Experimentelle und pathologisch-anatomische Untersuchungen über die Beziehungen der sogenannten Sehsphäre zu den infracorticalen Opticuscentren und zum N. opticus. Arch Psychiatrie 16：151-199, 319-352, 1885
135) Anton G：Ueber die Selbstwahrnehmung der Herederkarankungen des Gehirns durch den Kranken bein Rindenblindheit und Rindentaubheit. Arch Psychiatrie 32：86-127, 1899
136) Albrecht O：Drei Fälle mit Anton's symptom. Arch Psychiatrie 59：883-941, 1918
137) Stuss D, Benson D：The frontal lobes. Raven Press, New York, 1986
138) McDaniel K, McDaniel L：Anton's syndrome in a patient with posttraumatic optic neuropathy and bifrontal contusions. Arch Neurol 48：101-105, 1991
139) Geschwind N：Disconnexion syndrome s in animals and man. Brain 88：237-294, 585-644, 1965
140) Suzuki K, Endo M, Yamadori A, et al：Hemispatial neglect in the visual hallucination of a patient with Anton's syndrome. Eur Neurol 37：63-64, 1997
141) Gassel M, DW：Visual function in patients with homonymous hemiano-

pia. III. The completion phenomenon ; insight and attitude to the defect ; and visual functional efficiency. Brain 86：229-260, 1963
142) Walker R, Mattingly J："Ghosts in the machine" Pathological visual completion phenomena in the damaged brain. Neurocase 3：313-335, 1997
143) Warrington E：The completion of visual forms across hemianopic field defects. Journal Neurology, Neurosurgery and Psychiatry 25：208-217, 1962
144) Bender M, Teuber H：Phenomena of fluctuation, extinction and completion in visual perception. Arch Neurol Psychiatry 55：627-658, 1946
145) Trevarthen C：Integrative functions of the cerebral commissures. In：Nebes R, Corkin S (eds)：Handbook of Neuropsychology. pp49-83, Elsevier, New York, 1991
146) Milner A, Goodale M：The visual brain in action. Oxford University Press, 1995
147) Riddoch G：Dissociation of visual perceptions due to occipital injuries, with especial reference to appreciation of movement. Brain 40：15-57, 1917
148) Weiskrantz L：Blindsight. In：Behrmann M (ed)：Handbook of Neuropsychology, 2nd ed. pp215-237, Elsevier Science BV Amsterdam, 2001
149) Weiskrantz L, Cowey A, Hodinott-Hill I：Prime-sight in a blindsight subject. Nat Neurosci 5：101-102, 2002
150) Weiskrantz L：Roots of blindsight. Prog Brain Res 144：229-241, 2004
151) Weiskrantz L：Varieties of residual experience. Q J Exp Psychol 32：365-386, 1980
152) Blythe IM, Bromley JM, Kennard C, et al：Visual discrimination of target displacement remains after damage to the striate cortex in humans. Nature 320：619-621, 1986
153) Fendrich R, Wessinger CM, Gazzaniga MS：Residual vision in a scotoma. implications for blindsight. Science 258：1489-1491, 1992
154) Suzuki K, Yamadori A：Intact verbal description of letters with diminished awareness of their forms. J Neurol Neurosurg Psychiatry 68：782-786, 2000
155) Bauer R：Autonomic recognition of names and faces in prosopagnosia：A neuropsychological application of the knowledge test. Neuropsychologia 22：457-469, 1984
156) Renault B, Signoret J, Debruille B, et al：Brain potentials reveal covert facial recognition in prosopagnosia. Neuropsychologia 27：905-912, 1989
157) Tranel D, Damasio AR：Non-conscious face recognition in patients with face agnosia. Behav Brain Res 30：235-249, 1988

158) Bruyer R, Laterre C, Seron X, et al : A case of prosopagnosia with some preserved covert remembrance of familiar faces. Brain Cogn 2 : 257-284, 1983
159) Moutoussis K, Zeki S : Seeing invisible motion : a human FMRI study. Curr Biol 16 : 574-579, 2006
160) Marshall JC, Halligan PW : Blindsight and insight in visuo-spatial neglect. Nature 336 : 766-767, 1988
161) Mattingley J, Bradshaw J, Bradshaw J : The effects of unilateral visuospatial neglect on perception of Müller-Lyer illusory figures. Perception 24 : 415-433, 1995

【第5章】
162) Ffytche DH, Howard RJ : The perceptual consequences of visual loss : 'positive' pathologies of vision. Brain 122 : 1247-1260 : 1999
163) Pomeranz HD, Lessell S : Plinopsia and polyopia in the absence of drugs or cerebral disease. Neurology 54 : 855-859 : 2000
164) Ebata S, Ogawa M, Tanaka Y, et al : Apparent reduction in the size of one side of the face associated with a small retrosplenial haemorrhage. J Neurol Neurosurg Psychiatry 54 : 68-70, 1991
165) Imai N, Nohira O, Miyata K, et al : A case of metamorphopsia caused by a very localized spotty infarct. Rinsho Shinkeigaku 35 : 302-305, 1995
166) Critchley M : Types of visual perseveration : "paliopsia" and "illusory visual spread". Brain 74 : 267-299, 1951
167) Lepore FE : Spontaneous visual phenomena with visual loss. 104 patients with lesions of retinal and neural afferent pathways. Neurology 40 : 444-447, 1990
168) Sowa MV, Pituck S : Prolonged spontaneous complex visual hallucinations and illusions as ictal phenomena. Epilepsia 30 : 524-526, 1989
169) Vaphiades MS, Celesia GG, Brigell MG : Positive spontaneous visual phenomena limited to the hemianopic field in lesions of central visual pathways. Neurology 47 : 408-417, 1996
170) Ffytche DH, Howard RJ, Brammer MJ, et al : The anatomy of conscious vision. an fMRI study of visual hallucinations. Nat Neurosci 1 : 738-742, 1998
171) Choi EJ, Lee JK, Kang JK, et al : Complex visual hallucinations after occipital cortical resection in a patient with epilepsy due to cortical dysplasia. Arch Neurol 62 : 481-484, 2005
172) Merabet LB, Kobayashi M, Barton J, et al : Suppression of complex visual hallucinatory experiences by occipital transcranial magnetic stimula-

tion : a case report. Neurocase 9 : 436-440, 2003
173) Flint AC LJ, Brust JCM : Vivid visual hallucinations from occipital lobe infarction. Neurology 65 : 756, 2005
174) Teunisse RJ, Cruysberg JR, Hoefnagels WH, et al : Visual hallucinations in psychologically normal people : Charles Bonnet's syndrome. Lancet 347 : 794-797, 1996
175) Santhouse AM, Howard RJ, ffytche DH : Visual hallucinatory syndromes and the anatomy of the visual brain. Brain 123 (Pt 10) : 2055-2064, 2000
176) Mori E, Shimomura T, Fujimori M, et al : Visuoperceptual impairment in dementia with Lewy bodies. Arch Neurol 57 : 489-493, 2000
177) Penfield W, Jasper H : Epilopsy and the functional anatomy of the human brain. Little, Brown and Company, Boston, 1954
178) Dinner D, Lüders H : Electrical stimulation of the cortical language areas 1st ed. Churchill Livingstone, Philadelphia, 2000

【第6章】
179) Schoenfeld MA, Noesselt T, Poggel D, et al : Analysis of pathways mediating preserved vision after striate cortex lesions. Ann Neurol 52 : 814-824, 2002
180) Hinrichs H, Heinze HJ, Schoenfeld MA : Causal visual interactions as revealed by an information theoretic measure and fMRI. Neuroimage 31 : 1051-1060, 2006
181) Tootell R, Hadjikhani N : Where is 'dorsal V4' in human visual cortex ? Retinotopic, topograhic and functional evidence. Cerebral Cortex 11 : 298-311, 2001
182) Zeki S, Aglioti S, McKeefry D, et al : The neurological basis of conscious color perception in a blind patient. Proc Natl Acad Sci USA 96 : 14124-14129, 1999
183) Desimone R, Albright TD, Gross CG, et al : Stimulus-selective properties of inferior temporal neurons in the macaque. J Neurosci 4 : 2051-2062, 1984
184) Puce A, Allison T, Asgari M, et al : Differential sensitivity of human visual cortex to faces, letterstrings, and textures : a functional magnetic resonance imaging study. J Neurosci 16 : 5205-5215, 1996
185) Watanabe S, Kakigi R, Puce A : The spatiotemporal dynamics of the face inversion effect : a magneto- and electro-encephalographic study. Neuroscience 116 : 879-895, 2003
186) Grill-Spector K, Knouf N, Kanwisher N : The fusiform face area subserves face perception, not generic within-category identification. Nat

Neurosci 7 : 555-562, 2004
187) Allison T, Ginter H, McCarthy G, et al : Face recognition in human extrastriate cortex. J Neurophysiol 71 : 821-825, 1994
188) Grill-Spector K, Sayres R, Ress D : High-resolution imaging reveals highly selective nonface clusters in the fusiform face area. Nat Neurosci 9 : 1177-1185, 2006
189) Iwata M : Neural mechanism of reading and writing in the Japanese language. Funct Neurol 1 : 43-52, 1986
190) Grill-Spector K, Kourtzi Z, Kanwisher N : The lateral occipital complex and its role in object recognition. Vision Res 41 : 1409-1422, 2001
191) Malach R, Levy I, Hasson U : The topography of high-order human object areas. Trends Cogn Sci 6 : 176-184, 2002
192) Fujita I, Tanaka K, Ito M, et al : Columns for visual features of objects in monkey inferotemporal cortex. Nature 360 : 343-346, 1992
193) Gauthier I, Behrmann M, Tarr MJ : Can face recognition really be dissociated from object recognition ? J Cogn Neurosci 11 : 349-370, 1999
194) Rizzolatti G, Matelli M : Two different streams form the dorsal visual system : anatomy and functions. Exp Brain Res 153 : 146-157, 2003
195) Grefkes C, Fink GR : The functional organization of the intraparietal sulcus in humans and monkeys. J Anat 207 : 3-17, 2005
196) Cavanna AE, Trimble MR : The precuneus : a review of its functional anatomy and behavioural correlates. Brain 129 : 564-583, 2006
197) Newsome WT, Mikami A, Wurtz RH : Motion selectivity in macaque visual cortex. III. Psychophysics and physiology of apparent motion. J Neurophysiol 55 : 1340-1351, 1986
198) Zihl J, von Cramon D, Mai N : Selective disturbance of movement vision after bilateral brain damage. Brain 106 (Pt 2) : 313-340, 1983
199) Zihl J, von Cramon D, Mai N, et al : Disturbance of movement vision after bilateral posterior brain damage. Further evidence and follow up observations. Brain 114 (Pt 5) : 2235-2252, 1991
200) Heeger DJ, Boynton GM, Demb JB, et al : Motion opponency in visual cortex. J Neurosci 19 : 7162-7174, 1999
201) Dumoulin SO, Bittar RG, Kabani NJ, et al : A new anatomical landmark for reliable identification of human area V5/MT : a quantitative analysis of sulcal patterning. Cereb Cortex 10 : 454-463, 2000
202) Beauchamp MS, Lee KE, Haxby JV, et al : Parallel visual motion processing streams for manipulable objects and human movements. Neuron 34 : 149-159, 2002
203) Beckers G, Homberg V : Cerebral visual motion blindness : transitory

akinetopsia induced by transcranial magnetic stimulation of human area V5. Proc Biol Sci 249：173-178, 1992
204) Silvanto J, Lavie N, Walsh V：Double dissociation of V1 and V5/MT activity in visual awareness. Cereb Cortex 15：1736-1741, 2005
205) Goebel R, Khorram-Sefat D, Muckli L, et al：The constructive nature of vision：direct evidence from functional magnetic resonance imaging studies of apparent motion and motion imagery. Eur J Neurosci 10：1563-1573, 1998
206) Zeki S, Watson JD, Frackowiak RS：Going beyond the information given：the relation of illusory visual motion to brain activity. Proc Biol Sci 252：215-222, 1993
207) Kaneoke Y, Bundou M, Koyama S, et al：Human cortical area responding to stimuli in apparent motion. Neuroreport 8：677-682, 1997
208) Noguchi Y, Kaneoke Y, Kakigi R, et al：Role of the superior temporal region in human visual motion perception. Cereb Cortex 15：1592-1601, 2005
209) Teuber H：Physiological psychology. Annual review of psychology 6：267-296, 1955
210) Liu J, Wandell BA：Specializations for chromatic and temporal signals in human visual cortex. J Neurosci 25：3459-3468, 2005
211) 福田淳, 佐藤宏道：脳と視覚―何をどう見るか. 共立出版, 2002

文字とリンコイスの歌

中島敦の『文字禍』

　中島敦は若くして多数の傑作を残しているとともに近年評価が高まり，国語の教科書を占める勢いで多数の読者に読まれている。『李陵』『山月記』など，端正な文体の短編小説を描いて読者を魅了し続けてきた。代々漢学の家に育ちストイックな手法とエキゾチズムを駆使した作家である。若くして死去したが，多様な主題をこなし，和漢西洋の文体を自在に駆使し，中島敦しか書けない小説を書くとともに漢詩和歌を多数残し，その刷新を意図し，西洋の詩人，哲学者について論じたことでも知られる（『和歌でない歌(うた)』）。

　中島敦の自画像ともいうべき作品は『文字禍』で，古代アッシリアを舞台に，文字の精霊について描かれた作品であり，彼以外に書くことはできなかった小コントで，文字にあまりに囚われた文字博士の悲哀を描いている。中島敦は『斗南先生』のなかで，叔父について親愛をかたむけて書いているが，この叔父は，古代中国と日本の金石文甲骨文の研究にかかわっていた。後世の文学博士である白川静を彷彿とさせる。ただし現代文字の博士は大辞典『字訓』『字統』とを晩年にしあげた巨魁である。

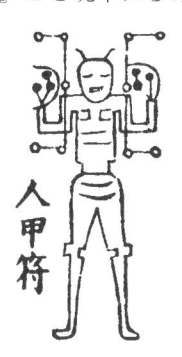

文字の霊などというものが，一体あるものか，どうか。
　アッシリア人は無数の精霊を知っている。夜，闇の中を跳梁するリル，その雌のリリツ，疫病をふり撒くナムタル，死者の霊エティンム，誘拐者ラバス等，数知れぬ悪霊共がアッシリアの空に充ち満ちている。しかし，文字の精霊に就いては，まだ誰も聞いたことがない。
　其の頃—というのは，アシュル・バニ・アパル大王の治世第二十年目の頃だが—ニネヴェの宮廷に妙な噂があった。毎夜，図書館の闇の中で，ひそひそと怪しい話し声がするという。王弟シャマシュ・シュム・ウキンの謀叛がバビロンの落城で漸く鎮まったばかりのこととて，何か又，不逞の徒の陰謀ではないかと探って見たが，それらしい様子もない。どうしても何かの精霊どもの話し声に違いない。最近に王の前で処刑されたバビロンからの俘囚共の死霊の声だろうという者もあったが，それが本当でないことは誰にも判る。千に余るバビロンの俘囚は悉く舌を抜いて殺され，その舌を集めた所，小さな築山が出来たのは，誰知らぬ者のない事実である。舌の無い死霊に，しゃべれる訳がない。星占や羊肝卜で空しく探索した後，之はどうしても書物或いは文字共の話し声と考えるより外はなくなった。ただ，文字の霊（というものが在るとして）とは如何なる性質をもつものか，それが皆目判らない。アシュル・バニ・アパル大王は巨眼縮髪の老博士ナブ・アヘ・エリバを召して，此の未知の精霊に就いての研究を命じ給うた。
　その日以来，ナブ・アヘ・エリバ博士は，日毎問題の図書館（それは，其の後二百年にして地下に埋没し，更に後二千三百年にして偶然発掘される運命をもつものであるが）に通って万巻の書に目をさらしつつ研鑽に耽った。両岸地方（メソポタミヤ）では埃及（エジプト）と違って紙草（パピルス）を産しない。人々は，粘土の板に硬筆を以て複雑な楔形の符号を彫りつけておった。書物は瓦であり，図書館は瀬戸物屋の倉庫に似ていた。老博士の卓子（テーブル）（その脚には，本物の獅子の足が，爪さえ其の儘に使われている）の上には，毎日，累々たる瓦の山がうずたかく積まれた。其等重量ある古知識の中から，彼は文字の霊に就いての説を見出そうとしたが，無駄であった。文字はボルシッパなるナブウの神の司り給う所とより外には何事も記されていないのである。文字に霊ありや無しやを，彼は自力で解決せねばならぬ。博士は書物を離れ，唯一つの文字を前に，終日それと睨めっこをして過した。卜者は羊の肝臓を凝視することによって凡ての事象を直観する。彼も之に倣って凝視と静観とによって真実を見出そうとしたのである。その中に，おかしな事が起った。一つの文字を長く見詰めている中に，何時しか其の文字が解

体して，意味の無い一つ一つの線の交錯としか見えなくなって来る。単なる線の集りが，何故，そういう音とそういう意味とを有つことが出来るのか，どうしても解らなくなって来る。老儒ナブ・アヘ・エリバは，生れて初めて此の不思議な事実を発見して，驚いた。今迄七十年の間当然と思って看過していたことが，決して当然でも必然でもない。彼は眼から鱗の落ちた思がした。単なるバラバラの線に，一定の音と一定の意味とを有たせるものは，何か？　ここまで思い到った時，老博士は躊躇なく，文字の霊の存在を認めた。魂によって統べられない手・脚・頭・爪・腹等が，人間ではないように，一つの霊が之を統べるのでなくて，どうして単なる線の集合が，音と意味を有つことが出来ようか。

（以上『文字禍』より抜粋）

遍歴

　ある時はヘーゲルが如万有をわが体系に統べんともせし
　ある時はアミエルが如つつましく息をひそめて生きんと思ひし
　ある時は若きジイドと諸共に生命に充ちて野をさまよひぬ
　ある時はヘルデルリンと翼並べギリシャの空を天翔りけり
　ある時はフィリップのごと小さき町に小さき人々を愛せむと思ふ
　ある時はラムボーと共にアラビヤの熱き砂漠に果てなむ心
　ある時はゴッホならねど人の耳を喰ひてちぎりて狂はんとせし
　ある時は淵明が如疑はずかの天命を信ぜんとせし
　ある時は観念(イデア)の中に永遠を見んと願ひぬプラトンのごと
　ある時はノヴァーリスのごと石に花に奇しき秘文を読まむとぞせし

（以上『和歌でない歌』より抜粋）

視覚の優位と五感

　ゲーテは人文的な要素以外にもあらゆる事象に関心を示し，解剖にも手を出して，顎間骨を発見したことで知られる。形態学がゲーテの本質を形成し，比較解剖学にも熱心であった。『コーラン』を読み，『西東詩集』を書いて東西の詩を橋渡し，韻の法則を発明したことでも知られている。ゲーテはまた動物，植物，地質学，気象学，色彩論にも関心をもち膨大な論考を残し，ニュートンと対立，生涯色彩の色と形態に関心をもっていたことは弟子のエッカーマンに述べた通りである。

　晩年には『ファウスト』を完成し，そのなかに死霊，精霊あるいはホムンクルス（小人間）が飛びかう世界を描いた（森鷗外の名訳を参照のこと）。ホムンクルスは医学その他ではペンフィールドの図形で知られている。

　視覚性認知の研究は，脳科学者のセミール・ゼキなどにより多数の視覚細胞が発見されて今日に至っている。

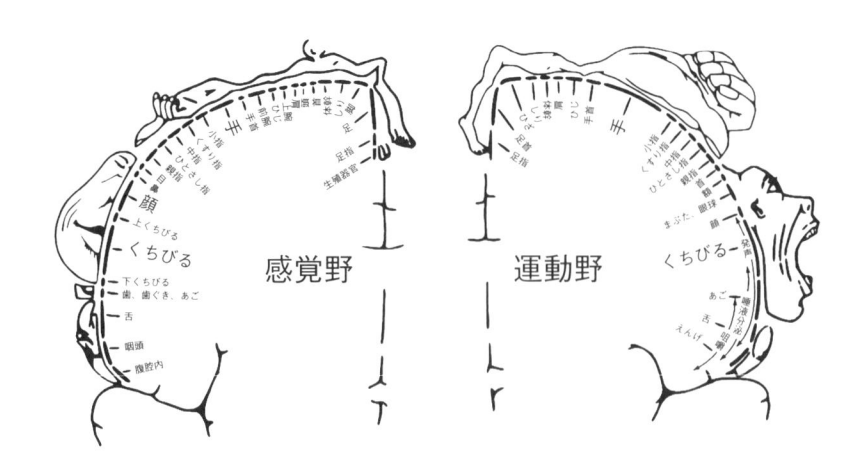

骨学にもとづく比較解剖学総序説草案の最初の三章についての論説

ああ　それはげに歓びにみちていた
いくとせも前　ぼくは夢中になっていた
創造し　生成しゆく自然のすがたを
探り　知ろうとただひたすらに試みて
さまざまなすがた形をとるものも
つくづく見れば永遠にひとつのもので
大は小さく　小は大きく
万物は得手勝手にふるまって
たえまなく変化しつつも　己を固持し
近づいては遠ざかり　遠ざかっては近づいて
みずからをつくりあげては　またつくりかえてゆく
自然よ　いまもなおぼくはお前のすがたに目をみはる

　　　　　　　　　　　　　　（以上ゲーテ『色彩論』より抜粋）

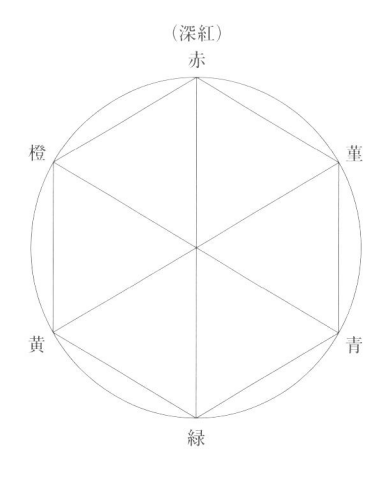

ゲーテの色彩論において赤・橙・緑・青・菫の六つの基本的色彩はいわゆる色相環として配列される。なお純粋な赤はしばしば深紅（色）と呼ばれる。

リンコイスの歌

おれは見るために生れてきた。
見ることがおれの職分だ。
塔の上からみると,
世界はおれの気に入った。
おれは遠くを見る。
おれはまた近くを見る。
月や星を。
森や小鹿を。
自然はすべて
神の永遠の装飾(よそおい)だ。
世界はおれの気に入ったが
おれもおれの気に入った。
幸福な二つの目よ,
おまえの見たものは,
何が何であろうと
さすがにみんなうつくしかった。

(以上,大山定一訳『ゲーテ詩集』より抜粋)

索引

数字・欧文

2次元対象の認知障害　6
3D迷路　58
3次元構成課題　33
3次元対象の認知障害　13
4A　127

【A】

achromatopsia　105
AIP　129
allocentric neglect　77, 78, 83
allocentric space　77
angular map　133
Anton　89
Anton症候群　88, 89, 91
Anton症状　89
attentional blink　69

【B】

Bálint　70
Bálint型同時失認　69
Bálint症候群　70, 71
 ──における視覚失調　46
Behavioural Inattention Test; BIT（行動性無視検査）　79, 141
Benton　31, 44
 ──の構成障害の定義　32
Benton視覚記銘検査　35
 ──の模写課題　116
Birmingham Object Recognition Battery（BORB）　8, 138
Bisiach　83
blindsight　95
bottom-up　2
Brodmann17野　117

【C】

cerebral achromatopsia　26
Charles Bonnet症候群　113
 ──の幻視の特徴　114
CIP　129
City University colour vision test　27, 139
closing-in現象　75
coherent motion perception　140
covert attention　83
Critchley
 ──による広義の変形視　104
 ──の構成障害の定義　32

【D】

De Renzi　18
delayed palinopsia　110
developmental test for visual perception-adolescent and adult（DTVP-A）　138, 140

【E】

eccentricity　133
eccentricity map　133
egocentric neglect　77, 78
egocentric space　77
extrageniculate visual system　123

【F】

Farnsworth-Munsell 100 hue test　139
filling in　110

Frostig
　――の視知覚発達検査　45
　――の図のマッチング課題　44
　――の模写課題　45

【G】

geniculostriate visual system　123
Goldmann 視野計　136
Gollin figure test　9
graphesthesia　23
grasping distance　85
grouping　70

【H】

Heilman　81
hemianopic misinterpretation　91
Hikosaka　68
Hillis　82
Holmes & Horax　71
Hopfinger　83

【I】

illusory visual spread　110
immediate perseveration　110
inverted vision　105

【J】

Judgment of line orientation (Benton)
　　　　　　　　　31, 34, 44, 140

【K・L】

kakopsia　105
kalopsia　105
Kinsbourne & Warrington　71
Kölmel　111
Kohs 立方体検査　116

Luria　44, 45

【M】

macropsia　105

Mariotte 盲点　91
megalosia　105
metamorphopsia　104, 105
micropsia　105
MIP　129
MR angiography　38

【O】

optic ataxia　70
orienting response　66

【P】

Pelli-Robinson chart　137
Penfield　117
photopsia　111
polyopia　110
polysia　105
pop out　9
prosopometamorphopsia　104, 105
psychic paralysis of gaze　70

【R】

Riddoch　96
Riddoch 症候群　125

【S】

Sasaki　84
simultanagnosia　69
simultaneous agnosia　70
SPECT　11, 15, 23, 25, 60, 62, 108, 115

【T】

TE　124
temporal palinopsia　105
TEO　124
TEO 野　126
texton　9, 10
　――による形態の抽出　10
texture　9, 10
TE 野　126
top-down　2

【V】

V1　122, 125, 126, 128, 132
V2　124-128, 132
V2v　126
V3　125, 126, 128, 132, 133
V3A　11, 126
V4　11, 124-128, 133
V4v　126
V5　125, 126, 130, 131
V8　27, 125, 126, 128
ventral occipital cortex　133
VIP　129
visual inattention　70
Visuomotor Ataxia　46
VO1　133
VO2　133
VP　127

【W】

WAB 失語症検査　80
WAIS　37
WAIS-R　23, 45, 60
　　── の言語性 IQ　49
walking distance　85
Weiskrantz　96
Weissman　84
Wisconsin カード分類検査　116
WMS　37
WMS-R　11, 43
Wolpert　72
Wolpert 型同時失認　72

和文

【あ】

アナログ時計
　　── で時刻を読む方法　43
　　── とデジタル時計　42
　　── の読みや描画の障害　45
アルツハイマー病, posterior cortical
　　atrophy 型　49
アルファベット言語の純粋失読　21
アルファベットの文字列刺激　127

【い】

衣服の左右を誤る　49
意味記憶　6
石原式色覚検査表　139
一次視覚野
　　3, 82, 91, 113, 115, 117, 122, 124
一次視覚野損傷　111
一酸化炭素中毒　6
色
　　── と色名の結びつき　139
　　── による動きの受容　27
　　── の恒常性　2
　　── の認知　27
色選択性細胞　128

【う】

ウェクスラー記憶検査改訂版
　　(WMS-R)　11
ウェクスラー成人知能検査改訂版
　　(WAIS-R)　8
ウサギの絵の模写　14

【え】

エッシャーのだまし絵　3
絵の模写　42

【お】

黄斑回避　91-93

大熊式色覚検査表　139
音読
　——と読解　21
　——の障害　21

【か】

カーナビゲーション　59
カテゴリー化できない視覚対象　4
下側頭葉　124
仮性(二次性)同時失認　70
家系図の空間的イメージ　63
画像失認　6
　——の発症機序　6
絵画の認知　4
階層性
　——のある視覚刺激　84
　——の障害　132
外側後頭葉　11
外側膝状体経路　93
外側膝状体背側核　123
外側膝状体有線野経路　96
顔
　——に特異的な認知システム　18
　——の個の同定　19
　——の視覚的認知　19
　——の認知　17
　——の表情の同定　17
顔カテゴリーの認知　18
顔認知　28
形
　——による認知　4
　——の抽出能力　9
喚語困難　9
感覚障害　58
感覚と運動　85
感覚様式の情報　4
漢字
　——と仮名の違い　22
　——の軽度失書　23
観念性失行　58, 59

【き】

キメラ図形　93
肌理(きめ)　9
既視感　119
鏡像の弁別障害　43
局所的注意における方向性注意の偏り　78
近似色選択課題　139

【く】

空間関係の言語的理解　63
空間性失算　61
空間性失書　40
空間性スパン　52
空間的注意　67, 82, 83, 85
空間的能力　61

【け】

形態視　96
形態認知　28, 138
　——に関わる高次視覚野　127
形態の把握　5
計算の障害　61
欠損の無認知　88
幻視　104, 111, 113
　——の発症機序　116
幻臭　113
幻触　113
幻聴　113
言語性記憶　52

【こ】

コルサコフ症候群様　89
呼称障害　56
個の同定を要する視覚性認知　20
個のレベルの同定障害　18
巧緻運動　130
光視　111
行動性無視検査(Behavioural Inattention Test；BIT)　79

後頭頭頂葉病変による変形視　106
後頭葉　6
後頭葉外側　7
高次視覚機能障害　8
高次視覚野　3
高次視知覚検査　8
構成失書　40
構成障害　8, 23, 75
　──の検査　33
構文検査　63
構文の理解　64

【さ】

サルとヒトの高次視覚野の対応と局在　125
サルの腹側運動前野　32
左上四分盲　56
左右大脳半球病巣　35
錯視に連続する幻視　117

【し】

シルビウス裂　130
使用失行　30
指向性注意　67
視覚
　──の陰性症状　104
　──の陽性症状　104
視覚運動性失調　30, 46, 73
視覚失調　70
視覚情報　3, 68
　──のカテゴリー化　3
　──の枠組み　3
視覚処理　88, 94
　──と意識の解離　95
　──に対する意識　94
　──の意識化　94
視覚性記憶　11
視覚性呼称　14
視覚性失語　6
視覚性失認　4, 10, 13, 94, 95
　──のタイプ　5

視覚性処理　21, 88
視覚性注意　66-68, 76
　──が作用する部位　82
　──の神経基盤　82
　──を司る部位　82
視覚性注意障害　70, 136
視覚性認知
　──のスクリーニング　140
　──の段階　5
視覚性認知機能　8
視覚性保続　104, 110
視覚野　89
　──に関する研究　132
視覚連合野　89
視空間記憶の課題　54
視空間機能　116
視空間性認知を基盤に能動的行為を行う課題　45
視空間認知　30
視空間認知課題　34
視空間認知障害　56, 61
視神経病変による盲　89
視線の移動　66
視野欠損の無認知　91
視野と視覚経路の関係　124
自己身体定位障害　49, 51
自己中心性半側空間無視　78
色覚異常　26
色覚障害　11
色覚の検査　139
色相配列検査　26
色名呼称　139
失見当識　13, 91
失行　58
失算　43, 61
失書　8
失書性失算　61
失読　21, 23
失読失書　95
失読失算　61
失認性失読　21, 22

失名辞　8, 56
失名辞失語　93
質的特徴抽出
　　── が困難な画像失認　7
　　── の障害　6
膝状体外視覚経路　125
膝状体視覚経路　122
写真認知　8
写真の認知　8, 9
主観的輪郭の認知　10
受動的注意　66
　　── による干渉　67
純粋失読　21
順唱　43, 52, 79
書字　81
書字動作
　　── による運動覚入力　23
　　── の視覚性入力　23
小細胞系　124
小細胞層　123
小児の構成障害　38
上側頭溝周囲　18
触覚　4
触覚性呼称　14
触覚性認知　13
身体定位障害　30
神経機能画像法　18, 132
神経細胞　85
神経心理学的検査　49
神経ネットワーク　18, 79, 82, 83
　　── の分布　86

【す】

図地弁別の異常　6
図と地　126
水銀中毒　6
水平性上半盲　6, 11
錐体細胞　122, 128
数字の位取りのイメージ　61

【せ】

生理的暗点の保完現象　110
精神性注視麻痺　70
線画
　　── が重なった錯綜図　9
　　── の呼称　9, 28, 73
　　── の認知　8
　　── のマッチング　14
　　── の模写　5, 12
線の境界による主観的輪郭　8
線分2等分検査　141
線分抹消検査　141
選択のためのメカニズム　66

【そ】

相貌失認　17-20, 27, 28, 132
　　── の責任病巣　18
　　── の報告例　18
　　── のメカニズム　17
相貌と街並　4
相貌認知　8, 12
相貌変形視　104

【た】

タキストスコープ　71, 93
大細胞系　124
対座法　93
対象
　　── の形態全体の把握　5
　　── の認知　3
　　── の模写　5
対象中心性半側空間無視　78
体性感覚　130
　　── の情報　32
大脳性色覚異常　104
大脳性色覚障害　26-28
単純課題　69

【ち】

地誌的失見当 19, 20, 52, 55, 56, 58, 71, 95
地図
　——に描かせる検査 34, 53
知覚型視覚性失認 5, 6
知覚性範疇化の障害 6
逐次読み 69
着衣失行 30, 43, 47, 48
　——と区別すべきもの 48
　——の責任病巣 48
　——の発症メカニズム 47
着衣の手順 49
中心溝 130
中心視野 136
注意 66
鳥距溝 126
聴覚 4
陳旧性の出血 7

【つ】

積木課題 33, 37, 40, 45
　——の用いる手の違いによる成績の差 38
積木の個数を数える課題 44, 45

【て】

てんかん原性変化 112
定位反応 66

【と】

トップダウン 2, 66, 86
　——とボトムアップの均衡 3
　——の意味的枠組み 92
　——の解析 138
　——の視覚性注意 74
トップダウン情報とボトムアップ情報の統合 16
時計の読みの障害 42
時計描画の障害 42

統合型視覚性失認 5, 6, 28, 95
頭頂間溝内側部 129
頭頂葉下部 7
同時失認 2, 6, 69, 72, 73
　——における単位性 71
動作性IQ 8
動作性課題 8
動作を行うための視空間情報の処理 56
動的視野 136
動物の幻視 113
道具
　——と身体部位の視空間関係の把握 58
　——の運動的知識 58
　——の失認 58
　——の使用法の想起障害 60
道具使用 129
　——の障害 58
読解の障害 21

【な・に】

ナビゲーション能力 53
二次視覚野 111
二重課題 69
日本語
　——の純粋失読 21
　——の表記 21
日本語版BIT行動無視検査 141
人形の自発描画 39

【の】

能動的注意 66
脳幹網様体 86
脳脚性幻覚症 114
脳損傷による音韻性失読 2
脳梁膨大部後域 53
脳梁離断の患者の症状 35

【は】

パーキンソン病 114

パラソル細胞　123, 124
パラパラ漫画　69
把握運動　129
歯ブラシの模写　16
背側型同時失認　69, 70, 85
半球離断症状　93
半側空間無視　40, 48, 77, 83, 92
半側身体失認　48
半盲　23
半盲視野　92
半盲視野内の幻視　111
半盲無認知　91

【ひ】

ヒト
　――の視覚性注意機能の神経ネットワーク　86
　――の神経機能画像研究　84
皮質電気刺激　117
　――による視覚性体験　117, 119
皮膚書字覚障害　8
非空間的注意　67, 85
非言語性記憶障害　19, 20
尾側頭頂間溝領域　129
微小細胞系　124
光のスペクトル　2
左一側後頭葉病変例　6
左後頭葉病変　18
左大脳半球損傷　34, 35
左大脳半球の視覚性注意　82
左半側空間無視　25, 77, 81

【ふ】

俯瞰図
　――形成　52, 56, 59
　――の想起　56, 59
腹側型同時失認　71
物体失認　13
　――の軽症例　6

物品
　――・画像の視覚性失認の責任病巣　6
　――に対する視覚性認知障害　21
　――の視覚性認知　6
　――の認知　6

【へ】

片頭痛　104
変形視　104, 105, 110, 113
　――の生じる神経基盤　104
変動する認知機能障害　114

【ほ】

ボトムアップ　2, 66, 86
歩容　4
補完現象　91, 92
　――と半盲無認知の関連　92
　――による無認知　91

【ま】

麻痺　58
間取り図の描画　57
街並
　――の意味　20
　――の認知　55, 56
街並失認　11, 20
　――の責任病巣　20

【み】

ミジェット細胞　123, 124
ミニメンタルテスト　32, 35, 79
ミラーニューロン　32
右後頭葉の外科的切除　18
右視床枕　11
右大脳半球損傷　34
右大脳半球病巣　34
　――による左半側空間無視　77
右手での左半側空間無視　82
右頭頂葉病巣　61
右同名性半盲　56, 91

右半側空間無視　23, 81, 93
道順　52, 53
　　——を覚える方略　53
　　——を描く　34
道順障害　11, 20, 25, 52, 53, 56, 59
　　——の責任病巣　53

【め・も】

メンタルローテーション課題（Luria）
　　　　　　　　　　　　　45, 46
文字　4
　　——に対する呼称　21
　　——の形態情報　21
　　——の視覚性マッチング　23
　　——の認知　137
　　——の認知障害　21
　　——・非実在文字の弁別　23
文字カテゴリー特異的な視覚性失認
　　　　　　　　　　　　　21
文字形態　23
　　——の視覚性入力　23
　　——の触覚性入力　23
文字種の分類　23
文字特異的視覚性失認　21
文字認知
　　——に関わる領域　127
　　——の障害　21
文字列の認知　2
模写　33
盲視　95, 125
　　——の出現率　96
　　——の発現機序　96
盲の無認知　88
網膜神経節　123
網膜錐体細胞　123

【よ】

要素的な視覚情報　5
　　——の受容　4

【ら】

ランダムドットステレオグラム　137
ランドルト環　5, 136

【り】

立体視　8
立方体透視図　37
立方体の模写　37
両側後頭葉下部の機能低下　12
両側後頭葉下方の病巣　6
両側頭頂葉病巣　35

【れ】

レイ複雑図形検査は模写　116
レヴィ小体型認知症　114, 115
レーヴン色彩マトリックス検査　23
連合型画像失認　11
連合型視覚性・触覚性失認　15
連合型視覚性失認　5, 6
連合型失認　22
連合型多様式失認　15